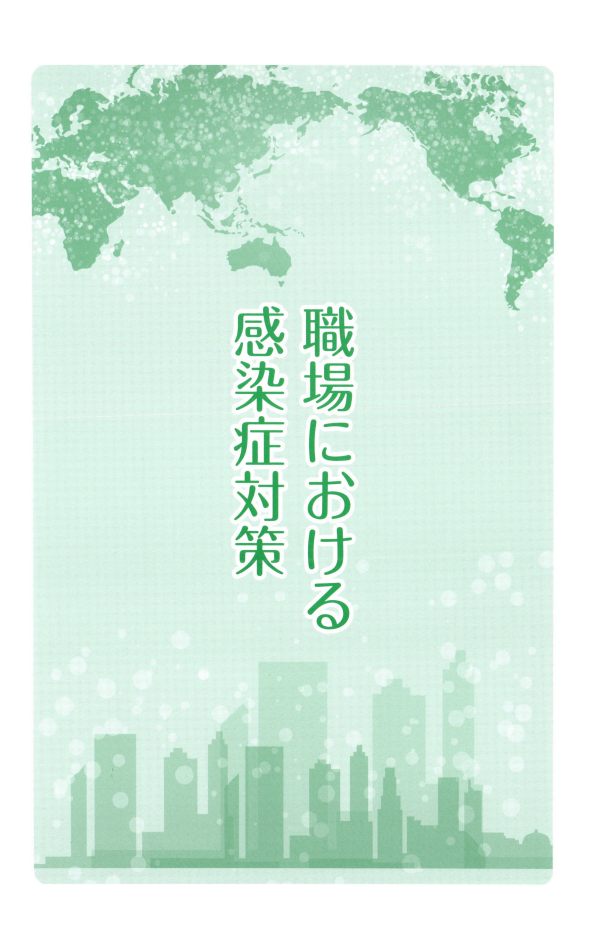

職場における感染症対策

「How to 産業保健」のことば

　産業医学振興財団は、1981年の創立以来、一貫して産業医等に向けた産業保健関連の単行本を体系だてて提供して参りました。爾来30年余、近年におけるメンタルヘルス問題や過重労働問題の台頭をはじめ、この分野を取り巻く環境は大きく変わりました。これに伴い、産業医をはじめとする産業保健スタッフの守備範囲は益々拡がり、求められるスキルや知識もより深くかつ高度なものとなってきています。

　こうした状況を受け、多岐にわたる産業保健上の重要テーマを、より産業現場での実践に役立つ形で個別に切り出し、平易に解説するシリーズとして企図したのが「How to 産業保健」シリーズです。

　産業保健活動を行う際の具体的な手順を学ぶ、当該テーマを深めていくための入口にするといった読み方はもとより、研修会や勉強会でのテキストにお使いいただくなど、使い方はさまざまです。それぞれの現場で活躍される皆さんの、産業保健活動の一助となることを願ってやみません。

　近年、特に2003年の世界的なSARS（重症急性呼吸器症候群）流行以降、新型インフルエンザ、エボラ出血熱、MERS（中東呼吸器症候群）、国内流行した蚊を媒介としたデング熱、直近では中南米でのジカウイルスの流行ほか、次から次へと新たな感染症が発生しています。その一方で、季節性のインフルエンザやノロウイルスなどは毎年の流行を繰り返しています。また、結核やHIV、ウイルス性肝炎などの発生も見られます。

　社会経済のグローバル化に伴い、海外に赴任、出張する労働者が増え、また逆に海外からの外国人労働者も増え、赴任先の現地での罹患以外にも、こうした行き来による職域への感染症の持ち込み、流行の危険性にも留意する必要が高まっています。

　こうした感染症による影響は、労働者の生命や健康を脅かすものであると同時に、企業の生産性にも少なからぬ影響を及ぼし、さらに対社会的な面で企業の責任を問われかねない事態を引き起こす可能性もあります。こうしたことからも、企業のBCP（事業継続計画）やCSR（社会的責任）の観点からも感染症対策を行っていく必要もあるでしょう。

　本書は、編者である濱田篤郎先生をはじめ本分野の専門家の先生方に、職域で留意すべき主な感染症について、発生時や事後の対応、予防のために必要なことなどを中心に平易に解説していただきました。本書を参考に、職場での感染症対策を今一度見直してみてください。

公益財団法人 産業医学振興財団
理事長　櫻井　治彦

はじめに

　21世紀に入ってから社会的に感染症への注目が高まっています。

　例えば2003年2月には中国の広東省を中心に重症急性呼吸器症候群(SARS)の流行がおこり、全世界で8,000人以上の患者が発生したとともに、900人以上が死亡する事態になりました。この時の流行は日本に波及しませんでしたが、国内の企業でもその流行の拡大に脅威を感じたはずです。

　さらに2009年4月にはメキシコを震源地として、豚インフルエンザウイルス(A/H1N1型)の流行が発生し、世界保健機関(WHO)はその年の6月に新型インフルエンザとして世界的な流行(パンデミック)に至ったことを宣言しました。この流行は日本国内にも到達し、2,000万人以上の患者が発生する事態となりました。国内の死亡者数は約200人と比較的少なかったですが、企業では従業員の欠勤などで大きな経済的ダメージを受ける結果となりました。

　こうした世界的な感染症の流行はその後も次々と発生しています。2014年は西アフリカでエボラ熱の流行、2015年は韓国で中東呼吸器症候群(MERS)の流行、2016年にはブラジルなど中南米地域でジカウイルス感染症の流行がみられています。また、国内においても、2014年夏には東京の代々木公園を中心としてデング熱の国内流行がおこり、約180人の患者が発生しました。

　このように社会的な注目を集めている感染症だけではなく、国内で恒常的に流行を続ける感染症もあります。例えば季節性インフルエンザやノロウイルス感染症は毎年冬の時期に流行を繰り返し、企業活動に影響を及ぼすことも少なくありません。さらに、結核やHIV感染症など慢性感染症の患者も日本国内では引き続き発生しており、企業の従業員の中に感染者が見つかる可能性もあります。これに加えて、近年は海外に業務で滞在する日本人が増えており、海外滞在中に感染症に罹患するケースも少なくありません。また、最近は仕事で日本を訪れる外国人が多く、こうした外国人労働者が持ち込む感染症にも注意が必要になっています。例えば国内で発生している結核患者のうち20歳代に限れば、その半数近くが外国人です。

　このような最近の社会的な動きに対応するため、職場でも新たな感染症対策を構築する必要が生じています。本書では各分野の専門家に最新の感染症の知識を解説いただいていますが、それを参考にして、産業衛生担当者が各職場の状況に応じた対策を構築されることを期待しています。

編者　濱田　篤郎

How to 産業保健 ⑩　職場における感染症対策

目　次

- ■「How to 産業保健」のことば　　　　　　　　公益財団法人 産業医学振興財団 理事長　櫻井 治彦　i
- ■ はじめに　　　　　　　　　　　　　　　　　　　　　　　　　　　　　　　濱田 篤郎　iii

I　総　論　　1

職場の感染症対策をめぐって　　　濱田 篤郎　2
- 1　感染症の病原体　　2
- 2　感染症発生のメカニズム　　3
- 3　感染予防対策の原則　　4
- 4　職場の感染症対策の目的　　5
  - 1. 医学的な目的　　5
  - 2. 経営的な目的　　5
- 5　職場の感染症対策に必要な法的な知識　　6
  - 1. 労働安全衛生法　　6
  - 2. 感染症法　　6
  - 3. 労災補償関連の法律　　7
- 6　職場感染症対策の具体的な方法　　8
  - 1. 季節的な感染症対策　　8
  - 2. 慢性的な感染症対策　　9
  - 3. 海外派遣者の感染症対策　　9
  - 4. 大規模な感染症流行時の対策　　10

II　職場における感染症対策　　13

1　国内の職場において注意すべき感染症と対策　　14

❶　季節性インフルエンザ、食中毒、麻疹など　　福島 慎二　14
- 1　季節性インフルエンザ　　14
  - 1. 季節性インフルエンザの概要　　14
    - ① インフルエンザウイルスの特徴 ／ ② 季節性インフルエンザの感染経路 ／
    - ③ 季節性インフルエンザの症状・診断・治療
  - 2. 発生時対応、事後対応のポイント　　15
  - 3. 予防のためのポイント　　15
    - 【もっと知りたい！】　　16
- 2　食中毒　　16

- 1. 腸管出血性大腸菌 ……………………………………………………………… 16
  - ① 腸管出血性大腸菌の概要 ／ ② 職場での対策のポイント ／ ③ 予防のために必要なこと
- 2. カンピロバクター ……………………………………………………………… 18
  - ① カンピロバクターの概要 ／ ② 職場での対策のポイント
- 【もっと知りたい！】 …………………………………………………………… 19
- 〈ワン・ポイント〉食品の衛生管理 ／ HACCP とは ……………………… 20
- 3. ノロウイルス …………………………………………………………………… 20
  - ① ノロウイルスの概要 ／ ② 職場での対策のポイント
- 【もっと知りたい！】 …………………………………………………………… 22

3 麻　疹 …………………………………………………………………………… 22
- 1. 麻疹の概要 ……………………………………………………………………… 22
  - ① 麻疹ウイルスの特徴 ／ ② 感染経路 ／ ③ 麻疹の症状・検査・治療
- 2. 発生時対応、事後対応のポイント …………………………………………… 23
- 3. 予防のために必要なこと ……………………………………………………… 24
- 【もっと知りたい！】 …………………………………………………………… 24

2 結　核 ……………………………………………………… 奥沢 英一　25
1 結核の概要 ……………………………………………………………………… 25
- 1. 結核の発生状況 ………………………………………………………………… 25
  - ① 世界の状況 ／ ② 日本の状況
- 2. 結核の病態 ……………………………………………………………………… 26
- 3. 結核の診断 ……………………………………………………………………… 26
  - ① 感染エピソード ／ ② 症　状 ／ ③ 結核菌の検出 ／ ④ 結核菌に対する免疫
- 4. 結核の治療 ……………………………………………………………………… 27

2 事後対応のポイント …………………………………………………………… 27
- 1. 結核の集団感染 ………………………………………………………………… 27
- 2. 結核発見のきっかけ …………………………………………………………… 27
- 3. 接触者の追跡調査 ……………………………………………………………… 28

3 予防のために必要なこと ……………………………………………………… 28
- 1. 感染源対策 ……………………………………………………………………… 28
- 2. 侵入門戸対策 …………………………………………………………………… 29
- 3. 感受性対策 ……………………………………………………………………… 29
- 〈ワン・ポイント〉米国におけるツ反の意味 ／ 抗結核薬服用を指示されたら ／ 入学審査書類の結核検査　29

3 新型インフルエンザ ……………………………………… 鈴木 英孝　32
1 新型インフルエンザの概要 …………………………………………………… 32
2 発生時対応、事後対応のポイント …………………………………………… 32
- 1. 健康状態のモニタリング ……………………………………………………… 32
- 2. 感染者・接触者への対応 ……………………………………………………… 33
- 3. 職場入場時のスクリーニング ………………………………………………… 34

- 4. 個人の衛生管理 ... 35
- 5. 職場の消毒 ... 35
- 6. 他人との接触機会を減らす ... 36
- ③ 予防のために必要なこと ... 36
  〈ワン・ポイント〉事業継続計画／抗インフルエンザウイルス薬の取り扱い ... 37

4 ウイルス性肝炎 .... 四柳 宏 39

- ① ウイルス性肝炎の概要 ... 39
  - 1. "経口感染する"ウイルスによる肝炎は慢性化しないが、"経口感染しない"ウイルスによる肝炎は慢性化する場合がある ... 39
  - 2. 急性肝炎は無症状なものから肝不全を合併するものまで症状は様々である ... 39
  - 3. 慢性肝炎が持続すると肝硬変・肝細胞癌を合併する場合がある ... 39
  - 4. ウイルス性肝炎の流行が職場でおきる可能性は極めて低い ... 39
- ② 発生時対応、事後対応のポイント ... 40
  - 1. ウイルス性肝炎であることの確認 ... 40
  - 2. 慢性肝炎患者への対応 ... 41
- ③ 予防のために必要なこと ... 41
  〈ワン・ポイント〉A型肝炎ワクチン／HBs抗原とHBs抗体 ... 43

5 HIV感染症 .... 鎌倉 光宏 44

- ① HIV感染症の現状 ... 44
- ② 職場におけるエイズ対策の基本的な考え方 ... 46
  - 1. 就職希望者に対して ... 46
  - 2. 就業者に対して ... 46
- ③ ガイドラインについて ... 47
- ④ エイズ対策の具体的な進め方 ... 48
  - 1. 基本方針 ... 48
  - 2. 具体的施策 ... 48

2 留意すべき労働者別の感染症対策 ... 53

1 海外勤務者の感染症対策 .... 宮城 啓 53

- はじめに ... 53
- ① 海外渡航、海外進出に関する統計 ... 53
  - 1. 海外渡航者数 ... 53
  - 2. 海外在留邦人数 ... 54
  - 3. 海外の日系企業数推移 ... 55
- ② 海外赴任・出張の準備 ... 56
  - 1. 健康診断 ... 56
  - 2. 企業内での派遣前研修 ... 56

　　　　① 予防接種の推奨 ／ ② 現地の医療情報の提供 ／ ③ 慢性疾患の内服薬の持参 ／
　　　　④ 英文の診療情報提供書の作成依頼 ／ ⑤ 医療アシスタンス会社、海外旅行傷害保険会社との契約
　3　海外出張・赴任に必要な主なワクチン………………………………………………… 60
　　　1. A型肝炎ワクチン …………………………………………………………………… 60
　　　2. B型肝炎ワクチン …………………………………………………………………… 61
　　　3. 破傷風トキソイドまたはTdap …………………………………………………… 61
　　　4. 日本脳炎ワクチン …………………………………………………………………… 61
　　　5. 狂犬病ワクチン ……………………………………………………………………… 62
　　　6. 腸チフスワクチン …………………………………………………………………… 63
　　　7. 髄膜炎菌ワクチン …………………………………………………………………… 64
　　　8. 黄熱ワクチン ………………………………………………………………………… 64
　4　写真で見る海外の医療事情 …………………………………………………………… 65
　おわりに ……………………………………………………………………………………… 67

2　外国人労働者の感染症対策 ……………………………………………………… 吉川 徹　69
　はじめに ……………………………………………………………………………………… 69
　1　外国人労働者の実態と健康課題 ……………………………………………………… 70
　　　1. 日本における外国人労働者の実態 ……………………………………………… 70
　　　2. 外国人労働者の就労環境の課題 ………………………………………………… 73
　　　　① 労働安全衛生管理体制 ／ ② 保健システムの課題、法制度の整備と安定就労の課題
　　　3. 外国人労働者の健康課題 ………………………………………………………… 74
　2　外国人労働者の感染症対策 …………………………………………………………… 74
　　　1. 移民と健康スクリーニング ……………………………………………………… 74
　　　2. 特に対応が必要な感染症 ………………………………………………………… 76
　　　　① 結　核 ／ ② HIV/AIDS
　　　3. 産業保健サービスの充実 ………………………………………………………… 77
　　　4. 外国人労働者のコミュニティや支援NGO等との連携 ……………………… 78
　おわりに ……………………………………………………………………………………… 78

3　医療従事者の感染症対策 ………………………………………………………… 小森 友貴　80
　はじめに ……………………………………………………………………………………… 80
　1　標準予防策と感染経路別予防策 ……………………………………………………… 81
　　　1. 標準予防策(standard precautions) …………………………………………… 81
　　　2. 感染経路別予防策 ………………………………………………………………… 81
　　　【もっと知りたい！】 ……………………………………………………………… 82
　2　針刺し、体液曝露対策 ………………………………………………………………… 82
　　　1. 概　要 ……………………………………………………………………………… 82
　　　2. 発生時対応、事後対応のポイント ……………………………………………… 82
　　　　① 応急処置 ／ ② その後の対応 ／ ③ 各感染症に対する対応
　　　3. 予防のために必要なこと ………………………………………………………… 84

　　　　① 針刺し防止対策 ／ ② 粘膜曝露予防策
　　【もっと知りたい！】･･ 84
3 医療従事者に必要な予防接種 ･･ 85
　　1. 概　要 ･･ 85
　　2. 各ワクチンについて ･･･ 85
　　3. 接種間隔と妊婦接種について ･･･････････････････････････････････････ 87
　　　　① 接種間隔 ／ ② 妊婦へのワクチン接種
　　【もっと知りたい！】･･ 88
4 結核対策 ･･ 88
　　1. 概　要 ･･ 88
　　2. 発生時対応、事後対応のポイント ･･･････････････････････････････････ 88
　　　　① 感染症法に基づく患者発生届け出 ／ ②接触者健診
　　3. 予防のために必要なこと ･･･ 90
　　　　① 院内感染対策委員会等における結核対策 ／ ② 職員の健康管理 ／ ③ 職員の感染防止
　　【もっと知りたい！】･･ 91
5 インフルエンザ対策 ･･ 91
　　1. 概　要 ･･ 91
　　2. 発生時対応、事後対応のポイント ･･･････････････････････････････････ 91
　　3. 予防のために必要なこと ･･･ 92
　　【もっと知りたい！】･･ 92
6 ノロウイルス対策 ･･ 92
　　1. 概　要 ･･ 92
　　2. 発生時対応、事後対応のポイント ･･･････････････････････････････････ 93
　　　　① 職員が感染した場合の対応 ／ ② 汚染処理について
　　3. 予防のために必要なこと ･･･ 93
　　　　① 調理従事者への対応 ／ ② 医療スタッフへの対応
　　【もっと知りたい！】･･ 94

4 特殊な職場での感染症対策（レプトスピラ症、レジオネラ症など） ･･････ 鈴木 英孝　95

1 当該感染症の概要 ･･･ 95
　　1. レプトスピラ ･･･ 95
　　2. レジオネラ ･･･ 96
2 発生時対応、事後対応のポイント ･････････････････････････････････････ 96
　　1. レプトスピラ ･･･ 96
　　2. レジオネラ ･･･ 97
3 予防のために必要なこと ･･･ 97
　　1. レプトスピラ ･･･ 97
　　2. レジオネラ ･･･ 98
　　　　① 循環浴槽における対策 ／ ② 循環型冷却塔
　　〈ワン・ポイント〉レジオネラの飛散距離と感染 ････････････････････････････ 100

3　職場でのワクチン接種 ……………………………………………… 福島 慎二　102

1　一般に推奨されるワクチン …………………………………………………… 102
　1. インフルエンザワクチン ……………………………………………………… 102
　2. 肺炎球菌ワクチン ……………………………………………………………… 102
　3. 麻しん・風しんワクチン ……………………………………………………… 102
　【もっと知りたい！】………………………………………………………………… 103

2　医療従事者に推奨されるワクチン …………………………………………… 103
　対象となるワクチン ……………………………………………………………… 103
　【もっと知りたい！】………………………………………………………………… 103

3　海外勤務者に推奨されるワクチン …………………………………………… 104
　1. 対象となるワクチン（トラベラーズワクチン）…………………………… 104
　2. トラベラーズワクチン各論 ………………………………………………… 106
　　① 黄熱ワクチン ／ ② A型肝炎ワクチン ／ ③ B型肝炎ワクチン ／ ④ 破傷風トキソイド ／
　　⑤ 狂犬病ワクチン ／ ⑥ 日本脳炎ワクチン ／ ⑦ ポリオワクチン ／ ⑧ 髄膜炎菌ワクチン ／
　　⑨ 腸チフスワクチン ／ ⑩ コレラワクチン ／ ⑪ ダニ媒介性脳炎
　〈ワン・ポイント〉海外勤務者に帯同する小児への予防接種 …………………… 110
　【もっと知りたい！】………………………………………………………………… 111

執筆者一覧

（五十音順）

編著者	濱田　篤郎	東京医科大学病院 渡航者医療センター	
執筆者	奥沢　英一	防衛医科大学校 衛生学公衆衛生学	
	鎌倉　光宏	慶應義塾大学大学院 健康マネジメント研究科	
	小森　友貴	京都第一赤十字病院	
	鈴木　英孝	アマゾンジャパン合同会社 人事サービス部	
	福島　慎二	東京医科大学病院 渡航者医療センター	
	宮城　　啓	三菱重工業株式会社 人事労政部 長崎安全環境グループ	
	吉川　　徹	独立行政法人労働者健康安全機構 労働安全衛生総合研究所 研究推進・国際センター	
	四柳　　宏	東京大学医科学研究所附属病院 感染免疫内科	

I 総論

職場の感染症対策をめぐって

1　感染症の病原体

　感染症とは病原体によっておこる病気の総称です。原因となる病原体は、ウイルス、プリオン、細菌、原虫、真菌、寄生虫などに分けられます（表1）。例えば、エボラ熱やデング熱はウイルスが原因で、腸管出血性大腸菌や結核は細菌によりおこります。また、マラリアは原虫、白癬は真菌が原因になります。

　病原体の大きさでは、ウイルスが最も小さく、電子顕微鏡を使わないと見ることができません。細菌や原虫は単細胞であり、ウイルスよりはやや大きいですが、それを見るためには光学顕微鏡を使用します。寄生虫は多細胞でできているため大きく、肉眼でも見ることができます。例えば、寄生虫の中の裂頭条虫は体長が数メートルにも達します。

　病原体が人の体内に侵入する経路には、呼吸器、消化管、皮膚粘膜などがあります（表2）。呼吸器から侵入する病原体はインフルエンザウイルスや結核菌などで、患者の鼻水や痰に含まれる病原体を吸い込んだり（飛沫感染、空気感染）、環境中に付着した病原体が、手指を介して鼻や口から侵入します（接触感染）。消化管より感染する病原体は腸管出血性大腸菌やノロウイルスなどが代表的で、汚染された飲食物が原因になります。皮膚粘膜から侵入する病原体には、白癬菌や性病の梅毒スピロヘータなどがあります。また、蚊に媒介されるデングウイルスやマラリア原虫もこの範疇に入ります。さらに、注射器の針などで蔓延するＢ型肝炎ウイルスも、広い意味では皮膚から侵入する病原体です。

表1　病原体の種類

種　類	およその大きさ	代表例
ウイルス	0.02－0.2μm	インフルエンザウイルス、エボラウイルス、ハンタウイルス、デングウイルス、SARSウイルス、C型肝炎ウイルス
細　菌	0.5－5μm	梅毒スピロヘータ、結核菌、コレラ菌、ブドウ球菌、大腸菌、ピロリ菌
原　虫	10－20μm	マラリア原虫、赤痢アメーバ、クリプトスポリジウム
真　菌	10－20μm	白癬菌、カンジダ、カリニ
寄生虫	1cm－数m	回虫、フィラリア、裂頭条虫

表2 病原体の感染経路

感染経路	感染の原因	代表的な感染症
経口感染	飲食物や患者の排泄物から感染	食中毒、コレラ、赤痢、食中毒
気道感染	患者の飛沫などから感染	結核、インフルエンザ
皮膚粘膜感染	患者との接触などで感染	梅毒、淋病、流行性角結膜炎
昆虫、動物による感染	蚊に刺される、犬に噛まれるなどで感染	マラリア、デング、狂犬病
血液感染	患者の血液に触れるなどで感染	B型肝炎、HIV感染症、エボラ熱

2 感染症発生のメカニズム

このような経路で病原体が人の体内に侵入しても、必ずしも感染症を発病させるとはかぎりません（図1）。病原体による感染が成立するためには、病原体が人の体内で分裂と増殖を繰り返す必要があります。このように病原体が分裂、増殖をおこす条件としては、病原体の病原性が高い場合か、宿主の抵抗力が低い場合のいずれかです。

この病原体の分裂、増殖により病原体の数が増加し、宿主に病的変化がおきた状態を感染症と呼びます。病的変化に至らない場合は、不顕性感染と呼びますが、感染により病的変化をおこすか否かは病原体の種類により異なります。例えば、マラリア原虫は一個体でも感染すると、ほとんどの人がマラリアという病気をおこします。その一方で、インフルエンザウイルスは感染しても発病しない人が一定数存在します。また日本脳炎ウイルスは感染した人のうち、発病しない人が9割以上にのぼります。このように、感染者のうち感染症を発病する人の割合は、病原体によりまちまちなのです。

図1 感染症発生のメカニズム

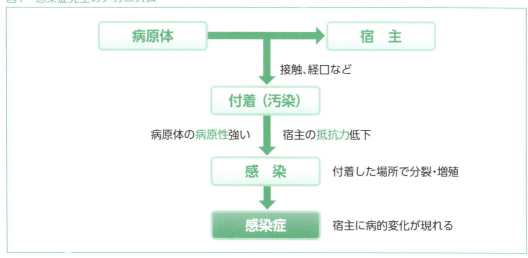

3 感染予防対策の原則

　感染症の流行を規定するものには病原体、感染経路、宿主の3つの要素があり、流行を予防するには、それぞれの要素への対応が必要です。

　病原体については流行を規定する因子として、「基本再生産数（Ro）」があります。この数値は病原体の感染者が何人に流行を拡大させるかを示したもので、1以上であれば流行は拡大することになります。一方、病原体への社会的な免疫が十分になれば、その流行は終息します。表3に代表的感染症の基本再生産数を記載しました。この数値の高い感染症については十分な感染予防対策が必要になってきます。

　感染経路については表2で詳しく解説しましたが、経路別の対策としては標準予防策、空気感染予防策、飛沫感染予防策、接触感染予防策の4つを理解しておくことが大切です。標準予防策とは患者の血液、体液、喀痰、尿、便など、すべての湿性生体物質に感染性があるとみなす対策です。すべての感染症を疑う患者に接する際には手指衛生を実行し、湿性物接触時には手袋を着用します。これに加えて、インフルエンザなど飛沫感染が疑われればサージカルマスクを着用し、結核など空気感染を疑う場合はN95マスクを着用します。また、流行性角結膜炎など接触感染が疑われる場合は、患者に接する時に手袋を着用します。

　宿主側としては免疫機能が正常か、障害されているかで対応が異なります。免疫機能が障害されている者については、病原体への曝露が少ない職場環境を選択すべきです。免疫機能が正常であっても、病原体に接触する危険性の高い海外の職場などに滞在する際には予防接種を行い、十分な免疫を獲得しておく必要があります。

表3　代表的感染症の基本再生産数

感染症	基本再生産数（R0）*	学校保健安全法における出席停止の目安**
麻　疹	16〜21	解熱した後3日を経過するまで
百日咳	16〜21	特有の咳が消失するまで
流行性耳下腺炎	11〜14	耳下腺などの腫脹が発現した後5日が経過するまで
水　痘	8〜10	すべての発疹が痂皮化するまで
風　疹	7〜9	発疹が消失するまで
インフルエンザ	2〜3	発症後5日、かつ解熱後2日が経過するまで

*感染症予防必携第3版（日本公衆衛生協会）を参照　　**詳細は学校保健安全法を参照のこと

4　職場の感染症対策の目的

1. 医学的な目的

　職場の感染症対策は次の三つの医学的な目的を持っています。

　一つは、従業員が業務の中で感染症にかからないようにするという目的です。例えば、衛生状態の悪い国に派遣される従業員は感染症に罹患するリスクが高くなるため、この目的で対策が必要になります。また、医療現場で針刺し事故などの院内感染対策を予防することも、この範疇に入ります。

　二つめは、慢性の感染症に罹患している従業員に対し、業務により病気が悪化しないようにする目的です。これは、ウイルス性肝炎に罹患している従業員の適正配置を行うことなどが該当します。HIV感染症に罹患している従業員に、適切な医療を受ける環境を提供することも、この目的のためです。

　そして三つめが、感染症の流行で企業の経営が脅かされないようにする目的です。すなわち、感染症で欠勤する従業員の数をできるだけ少なくし、流行時も事業継続を図ることなどがこの範疇になります。前二者が従業員の健康を守る対策であるのに対して、後者は企業の経営を守る対策という位置づけになるでしょう。

2. 経営的な目的

　以上の感染症対策の目的は健康管理担当者からの目線ですが、経営者側は別の視点から感染症対策をとらえています。産業衛生担当者もこの点を十分に理解しておくと、職場での感染症対策が円滑に行えます。

●利益の向上

　「1.医学的な目的」の三つめとして述べたように、感染症の流行は企業の経営に影響を及ぼす可能性があります。これは、季節性インフルエンザの流行で従業員が欠勤する場合はもちろんのこと、食品関係などの職場で食中毒などの事例が発生すると、それは経営上の致命傷になりかねないためです。こうした事態を回避し利益向上を図る上で、職場の感染症対策は欠かせない対応となります。

●法令順守

　企業が活動を行う際には法令を順守することが基本となります。感染症関係にもいくつかの法令が制定されており、それを把握した上で、職場の感染症対策を構築することが必要不可欠になります。感染症関係の法令については次項で詳しく解説します。

●安全配慮

　企業が従業員と労働契約を締結する際には、従業員の安全に配慮する義務が生じてきます。

例えば海外に従業員を派遣する際には、感染症に罹患するリスクがあるため、企業側はこの危険を回避しなければなりません。これに基づき、企業は海外派遣者などに予防接種などの指導を行う義務が生じます。

● 社会的責任

最近、企業には社会的責任（Corporate Social Responsibility）が求められています。これは、企業が利益追求だけでなく従業員、消費者、社会、環境などに配慮した活動を行うべきとする経営理念で、感染症対策もこの中に含まれます。例えば、結核に罹患した従業員が営業活動中に周囲に感染を蔓延させれば、企業の社会的な責任が強く追及されるでしょう。それを未然に防ぐためには、平素からの感染症対策が必要になります。

さらに、社会から感染症を撲滅するため、職場が積極的に感染症対策に協力するという活動も行われています。東京都では2015年から「職場で始める！感染症対応力向上プロジェクト」を展開していますが、これは、風疹を社会から撲滅させるための活動です。従業員の風疹抗体獲得率が一定レベルに達すると都から表彰を受けられます。

5　職場の感染症対策に必要な法的な知識

職場で感染症対策を実施する上には、関係する法律がいくつかあります。健康管理担当者もこうした法的知識を理解しておきましょう。

1. 労働安全衛生法

労働安全衛生法第68条には「事業者は伝染性の疾病その他の疾病で、労働省令に定めるものにかかった労働者については、その就労を禁止しなければならない」との規定があります。この具体的な患者として、労働安全衛生規則第61条では「病毒伝ぱのおそれのある伝染性の疾病にかかった者」としています。ただし「伝染予防の措置をした場合は、この限りではない」との付記もあります。この法律によれば、周囲に感染する可能性のある感染症に罹患した従業員について、事業主は就労の禁止を命ずることが出来ることになります。例えば季節性インフルエンザに罹患した従業員に就労禁止を命ずる場合は、この法律を適応させます。ただし、すでに症状も改善し、マスク着用などの予防措置を行っている従業員は、この限りではありません。なお、この法律に基づいて就労禁止を命ずる場合、労務管理上、有給休暇は使わずに、特別休暇を使うべきです。

2. 感染症法

感染症法とは正式名が「感染症の予防及び感染症の患者に対する医療に関する法律」で1999年に施行されました。この法律では、感染症を重症度や感染性等により5つの種類に分類し（表4）、それぞれの医療や対策について記載しています。なお、新型インフルエンザについては、新型イ

ンフルエンザ等特別措置法により別に規定しています。

　感染症法において、患者の届け出に関しては、一類〜四類は医師が診断したら直ちに保健所に届け出る必要があり、五類は7日以内の届け出を行います。また、一類、二類の患者に関しては、入院の勧告・措置がとられます。

　職場の感染症対策の分野で特に重要になるのは就労制限の記載であり、一類〜三類の患者には、都道府県知事が厚生労働省令で定められた業務（食品関係や接客業など）への就労制限を命ずることができます。例えば二類感染症の結核と診断された患者については、接客業その他の多数の者に接触する業務を対象に、病原体を保有しなくなるまでの期間は就労制限が命じられます。また、三類感染症の腸管出血性大腸菌と診断された患者は、飲食物に直接接触する業務を対象に、病原体を保有しなくなるまでの期間の就労制限があります。従業員がそれぞれの感染症に罹患した場合は、個々の感染症について、就労制限の対象となる業務や就労制限期間を確認する必要があります。

表4　感染症法にもとづく各種感染症の措置

分　類		医師から保健所への届け出	媒介昆虫などの駆除、汚染場所の消毒	就業制限、健康診断受診の勧告や実施	入院勧告や措置	検疫法に基づく隔離、建物の立ち入りや交通制限など
一	類	エボラ熱、ラッサ熱、ペスト、天然痘	実施	実施	実施	実施	実施
二	類	結核、鳥インフルエンザ、SARS、MERS	実施	実施	実施	実施	
三	類	腸管出血性大腸菌、コレラ、腸チフス	実施	実施	実施		
四	類	マラリア、狂犬病、デング熱、A型肝炎	実施	実施			
五	類	HIV感染症、麻疹、風疹、破傷風	実施				

3. 労災補償関連の法律

　職場で発生した感染症に業務起因性があれば、労災補償の対象になります。例えば診療所などの職場で針刺し事故によりB型肝炎に罹患した場合は、業務起因性が明らかであり、労災補償の対象になります。しかし、海外出張者がA型肝炎に罹患しても、それに業務起因性があるか否かの判断は難しく、労災に認定されるケースは少なくなります。職場の感染症対策を構築する際には、労災補償関係の法律も参考にしてください。

6 職場感染症対策の具体的な方法

1. 季節的な感染症対策

　職場の感染症対策は、まず、季節的に流行している感染症を対象に実施することが大切です。日常生活でかかりやすい感染症としては、季節性インフルエンザや食中毒があります。流行時期には、こうした感染症により職場を欠勤する従業員が多くなるため、流行前に職場で予防教育を実施してください。季節的な感染症の流行情報については、厚生労働省や自治体などの情報サイト（表5）を定期的にチェックするようにしましょう。

表5　インターネット上の感染症情報サイト

サイト名	URL	特　徴
厚生労働省・健康医療	http://www.mhlw.go.jp/stf/seisakunitsuite/bunya/kenkou_iryou/kenkou/index.html	感染症や予防接種の情報
首相官邸・国際的に脅威となる感染症対策	http://www.kantei.go.jp/jp/headline/kansensho/kokusai_kansensho.html	政府による感染症対策
国立感染症研究所・感染症疫学センター	http://www.nih.go.jp/niid/ja/from-idsc.html	感染症の流行情報 各感染症の解説
厚生労働省・検疫所	http://www.forth.go.jp	海外の感染症流行情報
外務省・海外安全ホームページ	http://www.anzen.mofa.go.jp	海外の感染症流行情報
日本医師会・感染症関連情報	http://www.med.or.jp/jma/kansen/	各都道府県の感染症流行情報
東京都・感染症情報	http://idsc.tokyo-eiken.go.jp/	東京都内の感染症流行情報
神奈川県衛生研究所・感染症情報センター	http://www.eiken.pref.kanagawa.jp/003_center/03_center_main.htm	神奈川県内の感染症流行情報
大阪府・感染症情報センター	http://www.iph.pref.osaka.jp/infection/	大阪府内の感染症流行情報

　季節性インフルエンザを予防するためにはワクチン接種が有効であり、従業員にも自発的な接種を呼びかけることが必要です。最近は企業側がワクチン接種代を負担するケースも多くなっています。
　食中毒としては冬場にノロウイルスの流行が多発しています。食品関係などの業種では、職

場内で集団感染がおきると、行政から一時的な職場閉鎖を要請されることもあります。このため、流行期間中は従業員の手洗いを徹底させるとともに、発病した従業員は一定期間の就労禁止を命ずることも検討すべきです。

季節性インフルエンザや食中毒対策等の詳細は、Ⅱ-1-1「季節性インフルエンザ、食中毒、麻疹など」（14ページ）をご参照ください。

2. 慢性的な感染症対策

日本では結核の患者数が、他の先進国に比べると未だに多い状態が続いています。特に近年は、国内での外国人患者の割合が増加傾向にあることも指摘されています。もし従業員の中で結核患者が発生すると、保健所による接触者への検診や健康監視が実施されるため、企業活動にとっても大きな影響を受けることになります。また、職場内で集団感染が確認されると、経営面で大きなダメージを被ることになります。こうした事態を避けるため、最近は症状のある者の早期発見が重視されています。すなわち発熱や咳などの症状が2週間以上ある者については、職場としても医療機関を受診するように強く促すことが必要です。また、職場内で結核患者が発生した場合は、管轄する保健所の指示に従って接触者検診などの対応を行います。詳しくは、Ⅱ-1-2「結核」（25ページ）をご参照ください。

HIV感染者数も年々増加傾向にあり、最近は誰もがかかりうる感染症になっています。従業員に予防教育をあらためて実施するとともに、従業員に患者が発生した際の対処方法について確認しておくことが必要です。職場でのHIV感染症対策の指針としては、1995年に当時の労働省が「職場におけるエイズ問題に関するガイドライン」を発表しており、このガイドラインに沿った対応が求められています。もし、従業員の感染が判明した場合は、その情報が周囲に漏れないように十分注意し、本人の同意を得た上で産業医が面談を行います。また、感染した従業員に差別が生じるのを防ぐことや、治療が優先できるような職場配置を考えることなどが必要になってきます。詳しくはⅡ-1-5「HIV感染症」（44ページ）をご参照ください。

ウイルス性肝炎の中でもB型肝炎やC型肝炎は慢性の経過をたどるため、職場での感染症対策の対象になります。厚生労働省でも2011年に「職域におけるウイルス性肝炎対策に関する協力の要請」という通達を発出し、職場での対応を求めています。まずは、患者を早期に発見するため、健康診断時に肝炎ウイルス検査を実施することが推奨されています。ただし、この検査は本人の同意のもとに行われるべきです。また、ウイルス性肝炎に罹患していることが明らかになった従業員には、仕事が病状に影響しないように、職場配置に配慮することも必要です。詳しくはⅡ-1-4「ウイルス性肝炎」（39ページ）をご参照ください。

3. 海外派遣者の感染症対策

近年はアジアなどの途上国に従業員を派遣する企業が増えています。途上国では気候や衛生面の問題から感染症が日常的に流行しており、現地に滞在する日本人が感染症に罹患するケースも数多くみられます。このため海外に従業員を派遣する企業では、安全配慮義務の観点から、

派遣者にリスクのある感染症への予防対策を提供することが必要になります。表6に海外でリスクのある主な感染症について記載しますが、詳細な予防方法などについては、Ⅱ-2-1「海外勤務者の感染症対策」(53ページ)をご確認ください。

表6　海外勤務者にリスクのある感染症

主な感染経路	感染症	主な流行地域
経口感染	旅行者下痢症、A型肝炎	途上国全域
	腸チフス	途上国全域(特に南アジア)
	ポリオ	南アジア、熱帯アフリカ
蚊が媒介	デング熱	東南アジア、南アジア、中南米
	マラリア	熱帯・亜熱帯地域(特に熱帯アフリカ)
	黄熱	熱帯アフリカ、南米
	日本脳炎	東アジア、東南アジア、南アジア
性行為感染	梅毒、HIV感染症	途上国全域
	B型肝炎	アジア、アフリカ、南米
動物媒介	狂犬病	途上国全域
経皮・傷口感染	レプトスピラ症	途上国全域
	住血吸虫症	東南アジア、中東、アフリカ、南米
	破傷風	途上国全域
患者から感染	結核	途上国全域
	髄膜炎菌	西アフリカ、中東

4. 大規模な感染症流行時の対策

　最近は、SARSの流行や2009年の新型インフルエンザの流行など、社会的に問題となる大規模な感染症の流行が発生しています。こうした事態に備えるため、職場では従業員の健康管理のためだけでなく、経営上の危機管理対策の一環として感染症対策を構築することが求められています。

　特に、新型インフルエンザについては定期的な流行が繰り返されているため、日本政府としても2013年6月に新型インフルエンザ等対策行動計画を作成しました。これは2013年4月に施行された新型インフルエンザ等対策特別措置法に基づくもので、この法律の運用方法が詳細に記載されています。実は、この行動計画は新型インフルエンザの流行のみならず、SARSや

MERSなど新しい感染症が大流行した場合にも発動されることになっています。この行動計画に基づき、職場では従業員の健康を守ることを第一に考えるとともに、出来るだけ事業を継続するような対策の構築が求められています。特に、公共性の高い事業に関しては、事業継続に当たっての綿密な計画が必要になります。詳細についてはⅡ-1-3「新型インフルエンザ」(32ページ)をご参照ください。

（濱田　篤郎）

II 職場における感染症対策

1 国内の職場において注意すべき感染症と対策

1 季節性インフルエンザ、食中毒、麻疹など

1 季節性インフルエンザ

1. 季節性インフルエンザの概要

インフルエンザウイルスは世界中に広がり、どの年代層の誰でもが感染します。

① インフルエンザウイルスの特徴

インフルエンザウイルスは、A型、B型、C型に分類され、ヒトで大流行するのはA型とB型です。ウイルスの表面に赤血球凝集素(hemagglutinin:HA)とノイラミニダーゼ(neuraminidase:NA)をもち、ヒトのA型ではHAが3種類、NAが2種類あり、毎年HAとNAの組み合わせが少しずつ変異を続けています。感染防御に関係するのは、特にHAに対する抗体です。

② 季節性インフルエンザの感染経路

ヒトからヒトに、主に飛沫感染します。具体的には、咳やくしゃみなどで、インフルエンザウイルスを含んだ飛沫物に曝露されると感染します。また、飛沫物に接触し、ウイルスを鼻咽頭に着けて感染する例もあります。

③ 季節性インフルエンザの症状・診断・治療

ア）症　状

38℃以上の発熱、頭痛、関節痛、筋肉痛等全身の症状が突然現れます。併せて、のどの痛み、鼻汁、咳等の症状も見られます。重症化しやすいハイリスク者は、高年齢者や妊婦、循環器疾患、脳血管疾患、腎疾患などの基礎疾患を有する者です。

イ）診　断

日常の診療で使用される診断方法は、迅速診断キットです。キットは年々改良され、感度・特異度ともに向上してきました。しかし、発症早期のウイルス量が少ない時期には迅速診断で陰性となり、半日から1日後に陽性となることもあります。

ウ）治 療

インフルエンザに対する主な治療薬は、ノイラミニダーゼ阻害薬です。オセルタミビル（タミフル®：内服薬）、ザナミビル（リレンザ®：吸入薬）、ペラミビル（ラピアクタ®：点滴注射薬）、ラニナミビル（イナビル®：吸入薬）の4種類があり、日常の診療で使い分けられています。ノイラミニダーゼ阻害薬の投与を適切な時期に開始すると、発熱期間が約1～2日間短縮され、鼻咽頭からのインフルエンザウイルスの排出量も減少します。効果的な使用のためには、各薬剤の用法・用量と治療期間を守ることが重要です。

2. 発生時対応、事後対応のポイント

● インフルエンザを発症した労働者への対応

手洗いや咳エチケット（咳やくしゃみが出るときに、他のヒトにうつさないためのエチケット）を励行させます。

● 出勤停止基準の明確化

インフルエンザを発症した労働者の出勤停止基準を決めておくことは、感染防止としても労務管理としても重要です。職場の事業継続など危機管理体制も決めておきます。

季節性インフルエンザは、感染症法では五類感染症に指定されていますが、出勤停止期間の記載はありません。学校保健安全法では「発症した後5日を経過し、かつ解熱した後2日を経過するまで」を出席停止期間としており、これに準じて社内規定を決めている企業もあります。

● 職場環境の整備

労働者が共同で使用し触れる頻度の高い場所（休憩室や机、テーブルなど）を消毒します。

● 早期発見

発熱や感冒症状などインフルエンザ様症状を有する労働者を医療機関へ受診させます。

3. 予防のためのポイント

● インフルエンザワクチンの接種

これまでの季節性インフルエンザワクチン（3価ワクチン）には、インフルエンザA／H1N1亜型とA／H3N2亜型、B型の3種類が含まれていました。B型は、山形系統とビクトリア系統のどちらか一方の株が選定され含まれていましたが、近年のインフルエンザB型は2系統（山形系統とビクトリア系統）のウイルスが流行していたため、2015－2016シーズンの季節性インフルエンザワクチンから、A／H1N1亜型とA／H3N2亜型に加えB型も2種類含まれて、計4種類含有されたワクチン（4価ワクチン）が導入されました。

もっと知りたい！

- インフルエンザ（総合ページ）　厚生労働省
  http://www.mhlw.go.jp/stf/seisakunitsuite/bunya/kenkou_iryou/kenkou/kekkaku-kansenshou/infulenza/
- インフルエンザQ&A　厚生労働省
  http://www.mhlw.go.jp/bunya/kenkou/kekkaku-kansenshou01/qa.html
- インフルエンザ　国立感染症研究所
  http://www.nih.go.jp/niid/ja/diseases/a/flu.html
- インフルエンザ　東京都感染症情報センター
  http://idsc.tokyo-eiken.go.jp/diseases/flu/

2　食中毒

　食中毒の原因として、細菌、ウイルス、自然毒、化学物質、寄生虫など様々あり、食べてから症状が出るまでの期間やその症状が異なります。代表的な、腸管出血性大腸菌とカンピロバクターを取り上げて解説します。

1. 腸管出血性大腸菌

① 腸管出血性大腸菌の概要

　腸管出血性大腸菌による多くの食中毒事例は、生や加熱不足のハンバーグや焼肉など肉類を食べて感染します。しかし、肉類だけでなく、腸管出血性大腸菌に汚染された生鮮野菜を食べて感染した事例もあります。

ア）腸管出血性大腸菌の特徴

　大腸菌は、家畜やヒトの腸の中に存在します。ほとんどのものは病原性がありませんが、いくつかのものは、ヒトに下痢などの消化器症状をおこすことがあり「病原性大腸菌」と呼ばれています。

　この病原性大腸菌の一つに、腸管出血性大腸菌があります。腸管出血性大腸菌には、O157、O26、O111などのタイプがあり、毒素を産生し、出血を伴う腸炎や溶血性尿毒症症候群（Hemolytic Uremic Syndrome：HUS）をおこします。

イ）腸管出血性大腸菌の感染経路

　腸管出血性大腸菌の感染経路は、飲食物を介した経口感染です。菌に汚染された飲食物を経口したり、患者の糞便に含まれる大腸菌を直接または間接的に経口したりして感染します。

ウ）腸管出血性大腸菌感染症の症状・診断・治療

a）症　状

軽い腹痛や下痢から、頻回の水様便、激しい腹痛、著しい血便まで様々な症状をおこします。多くの場合、潜伏期間は3〜8日で、水様便で症状が始まります。さらに激しい腹痛を伴い、血便となることがあります。発熱はあっても、多くは一過性です。これらの症状をおこしたヒトのうち数％の者が、症状が始まって2週間以内に溶血性尿毒症症候群や脳症などの重症合併症をおこすことがあります。

溶血性尿毒症症候群とは、血栓を伴った微小血管の炎症による急性腎不全で、貧血、血小板数の減少、腎機能障害が特徴です。腸管出血性大腸菌感染の重症合併症の一つであり、子供と高年齢者におこりやすく、初期症状は顔色不良、乏尿、浮腫、意識障害などです。

b）診　断

下痢の原因には、腸管出血性大腸菌のほかにも様々な細菌やウイルス、原虫などがあります。原因が腸管出血性大腸菌によるものかどうかは、便検査によって調べます。

便から大腸菌が検出された場合には、大腸菌の分類検査や毒素を産生しているかどうかの検査を行います。ベロ毒素産生能があれば腸管出血性大腸菌です。

腸管出血性大腸菌感染症は、三類感染症疾患です。診断した医師すべてに対して、診断後直ちに保健所への届出が法律で義務づけられています。

c）治　療

主な症状である下痢に対する治療は、対症療法が中心です。水分補給・安静に努め、消化のよい食事にします。抗菌薬の使用には、病状に応じて判断します。

② 職場での対策のポイント

腸管出血性大腸菌は、少ない菌数でも感染がおこります。このため、乳幼児や高年齢者が集団生活する場合や人が密集する場所、また、家庭内では二次感染を防止する対策が必要です。

● **手洗いの励行**

ヒトからヒトへの感染を予防する方法は手洗いです。排便後、食事の前、下痢をしている子供や高年齢者の排泄物の世話をした後などは、石鹸と流水で十分に手洗いをします。患者の便を処理する場合には手袋をします。

便に触れた場合には流水と石鹸で手を洗い、擦式アルコール製剤で手洗いを行います。

● **消　毒**

患者が使用したトイレと洗面所を消毒します。特に、使用後のトイレの取っ手やドアノブなど、患者が触れた可能性のある場所を消毒します。

消毒薬は、消毒用アルコールなどを使用し、前述の場所を拭き取ります。

● **菌の陰性化**

24時間以上の間隔をおいた連続2回（抗菌剤を使用した場合は、服薬中止後48時間以上経過した時点の連続2回）の便検査で菌が検出されなければ、菌陰性とみなされます。

③ 予防のために必要なこと

腸管出血性大腸菌は主に生や加熱不足の肉類を含めた食品から検出されています。
- 食品を扱う場合には、手や調理器具を流水で十分に洗います。
- 生肉が触れたまな板、包丁、食器等は熱湯等で十分消毒します。
- 調理に関しては、食材の中心部まで十分に加熱するとともに、調理した食品はすみやかに食べることが重要です。

2. カンピロバクター

① カンピロバクターの概要

ア）カンピロバクターの特徴

カンピロバクターは、らせん形をした細菌で、人および動物に感染して病気をおこします。カンピロバクターにも多くの種類がありますが、下痢症をおこした人から分離されるカンピロバクターのうち95～99%がカンピロバクター・ジェジュニで、まれにカンピロバクター・コリなども認められます。

イ）カンピロバクターの感染経路

カンピロバクターの感染経路は、飲食物を介した経口感染です。生の鶏肉を扱うことや、生や加熱が不十分な鶏肉を食べることと関係しています。また、まな板の上で生の鶏肉を切り、そのまな板を洗わないまま使って用意されたサラダなどを食べて感染した事例や、水などがカンピロバクターに汚染されて、カンピロバクター感染症が集団発生した事例もあります。カンピロバクターが人から人へ直接広がることはあまりありませんが、患者が小さな子供の場合、下痢症状がひどいときにはおこりえます。

ウ）カンピロバクター感染症の症状・診断・治療

a) 症　状

カンピロバクター感染症は、カンピロバクターによっておこる病気です。カンピロバクターを摂食してから、2～5日後に下痢、腹痛、発熱といった症状をおこします。下痢は血液が混じることもあり、吐き気や嘔吐が見られる場合もあります。症状は1週間程度持続します。なお、不顕性感染もありますが、免疫が弱まった人の場合は重症になってしまうこともあります。

また、カンピロバクターに感染した数週間後に、手足のまひや顔面神経まひ、呼吸困難などをおこす「ギラン・バレー症候群」を発症する場合があります。

b) 診　断

下痢の原因には、様々な細菌やウイルス、原虫などがあります。原因がカンピロバクターによるものかどうかは、便検査で調べます。

c) 治　療

カンピロバクター感染症は、一般的には特別な治療なしに回復します。水分補給・安静に努め、消化のよい食事にします。重症の場合などには、マクロライド系抗菌薬やキノロン

系抗菌薬が使われることがあります。

② **職場での対策のポイント**

カンピロバクターは、鶏肉（鶏レバーやささみなどの刺身、鶏のタタキなどの半生製品、加熱不足の調理品など）、生の牛レバーなどから検出されています。上記の事例などから、次の注意をすべきです。

- 調理に関しては、食材の中心部まで十分に加熱するとともに、調理した食品は速やかに食べます。
- 食肉は他の食品と調理器具や容器を分けて、処理や保存を行います。
- 食肉を取り扱った後は手を洗ってから、他の食品を取り扱います。
- 食肉に触れた調理器具等は、使用後洗浄・消毒を行う。特にまな板、包丁、食器等は十分に消毒します。

もっと知りたい！

- 食中毒　厚生労働省
  http://www.mhlw.go.jp/stf/seisakunitsuite/bunya/kenkou_iryou/shokuhin/syokuchu/
- 腸管出血性大腸菌による食中毒　厚生労働省
  http://www.mhlw.go.jp/topics/syokuchu/daichoukin.html
- 腸管出血性大腸菌　国立感染症研究所感染症疫学情報センター
  http://www.nih.go.jp/niid/ja/diseases/ta/ehec.html
- 腸管出血性大腸菌による食中毒に関する情報　食品安全委員会
  http://www.fsc.go.jp/sonota/tyoukan-shokuchu.html
- カンピロバクター食中毒予防について（Q&A）　厚生労働省
  http://www.mhlw.go.jp/qa/syokuhin/campylo/index.html
- カンピロバクター　国立感染症研究所感染症疫学情報センター
  http://www.nih.go.jp/niid/ja/kansennohanashi/385-campylobacter-intro.html
- カンピロバクターによる食中毒にご注意ください　食品安全委員会
  https://www.fsc.go.jp/sonota/e1_campylo_chudoku_20160205.html

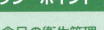

> ### ☑ 食品の衛生管理
> 　食品製造業界では、HACCPという、安全で衛生的に食品を製造するための管理手法があります。食中毒予防の観点だけでなく、食品の安全面からも重要な管理方法で、世界的に推奨されています。
>
> ### ☑ HACCPとは
> 　各原料の受入から製造工程、製品の出荷までのすべての工程において、健康被害を引きおこす可能性のあるハザードを科学的に管理する方法です。発生するおそれのあるハザードをあらかじめ分析(Hazard Analysis)し、製造工程の管理すべき点(Critical Control Point)を定め、これを連続的に監視します。
> 　ハザードは、大腸菌やカンピロバクターといった病原微生物だけでなく、化学的(残留農薬、抗生物質、洗浄剤・消毒剤等)、物理的(金属片、ガラス片等)なハザードも含みます。
>
> - HACCP　厚生労働省
>   http://www.mhlw.go.jp/stf/seisakunitsuite/bunya/kenkou_iryou/shokuhin/haccp/
> - HACCP　日本食品衛生協会
>   http://www.n-shokuei.jp/eisei/haccp.html

3. ノロウイルス

　「ノロウイルス」は、1968年に米国オハイオ州ノーウォークで集団発生した急性胃腸炎の患者から検出されました。当初は地名に由来し「ノーウォーク・ウイルス」と呼ばれていましたが、2002年に「ノロウイルス」と命名されました。

　ノロウイルスは世界中に存在します。どの年代層の誰でも感染する可能性があり、特に高年齢者や基礎疾患を有する者が感染すると、脱水などをおこして重症化しやすいと言われています。さらに、一度感染しても免疫の持続時間が短く、ノロウイルスは何回でも感染することがあります。

① ノロウイルスの概要

ア) ノロウイルスの特徴

　ノロウイルスは、エンベロープ(たんぱく質を含む脂質から構成された膜)を持たない小さなウイルスです。エンベロープをもたないウイルスは、消毒用アルコールの効果が低いことが知られています。また、乾燥や湿潤にも強く、ほこりの中でも長期間生存します。

イ) ノロウイルスの感染経路:経口感染

　ヒトからヒトに、主に経口感染します。すなわち、嘔吐物、汚物などに含まれたノロウイルスを口から摂取して感染します。具体的には、ノロウイルスが付着した物に触ってそれを

無意識のうちに手で口に運んだり、ノロウイルスが付着した料理を食べたりして感染します。また感染したヒトの嘔吐物が乾燥して、飛沫したウイルスを口から摂取して感染することもあります。

ノロウイルスは、数10個〜100個程度吸い込むだけでも感染する可能性があります。

ウ）ノロウイルス感染症の症状・検査・治療

a) 症　状
下痢のほか、吐き気、嘔吐、腹痛、38℃程度の発熱をおこします。

b) 治　療
現在、ノロウイルスに効果のある抗ウイルス薬はありません。このため、治療は水分と栄養の補給など対症療法が中心となります。脱水症状がひどい場合には輸液が必要です。

c) 検　査
ノロウイルス抗原検査は、便のノロウイルスを検出する検査であり、65歳以上の人などを対象に健康保険が適用されています。しかし、ノロウイルスに感染していても陽性とならない場合もあり、ノロウイルスに感染していないことを確かめるための検査ではありません。

② 職場での対策のポイント

ノロウイルスは、感染したヒトの体外でも数週間は生存し、少量のウイルスでも別のヒトに感染するため、感染経路を遮断することが重要です。

● ノロウイルス感染症を発症した労働者への対応
嘔吐や下痢を有する労働者は、早めに医療機関を受診させます。

● 職場環境の整備
労働者が共同で使用し触れる頻度の高い場所を清潔に保ちます。具体的には休憩室の机、テーブル、ドアノブ、手すり、押しボタン。また、トイレの便座、便器、水洗レバーなども清潔にしておきます。

消毒薬として、消毒用アルコールの効果が低く、次亜塩素酸ナトリウムのほうが高い効果を示します。ただし、次亜塩素酸ナトリウムは、金属などを腐食させたりするため注意が必要です。

● 汚物の処理
ノロウイルスに感染した労働者が嘔吐や下痢をした場合や、飲食店などで汚物の処理が必要な場合は、以下のポイントを守ります。
- 感染防止のための保護具（マスク、手袋、ガウンなど）の着用
- 嘔吐物の周辺を含む広範囲の清掃・消毒（次亜塩素酸ナトリウムを使用する）
- 立ち入り制限、部屋の換気
- 嘔吐物や汚物を処理した後の手洗い

● 感染防止対策の励行
手洗いが、手指に付着しているノロウイルスを減らす最も有効な方法です。一般的な感染対

策の観点からは擦式アルコール製剤による手洗いが望ましいのですが、ノロウイルスの場合は擦式アルコール製剤の効果が低いので、流水と石鹸で十分に手洗いを行い、清潔なタオルまたはペーパータオルで拭きとります。

ドアノブや便座など、共同の場所に触れたあとは、手洗いを励行することが重要です。タイミングはトイレのあと、外出後、汚物やゴミの取り扱い後、食品を取り扱う前後などです。

もっと知りたい！

- 感染性胃腸炎（とくにノロウイルス）について　厚生労働省
  http://www.mhlw.go.jp/bunya/kenkou/kekkaku-kansenshou19/norovirus/
- ノロウイルスに関するQ&A　厚生労働省
  http://www.mhlw.go.jp/stf/seisakunitsuite/bunya/kenkou_iryou/shokuhin/syokuchu/kanren/yobou/040204-1.html
- ノロウイルス　国立感染症研究所感染症疫学センター
  http://www.nih.go.jp/niid/ja/kansennohanashi/452-norovirus-intro.html
- ノロウイルス食中毒について　食品安全委員会
  https://www.fsc.go.jp/sonota/norovirus.html

3　麻疹

1. 麻疹の概要

① 麻疹ウイルスの特徴

麻疹ウイルスはパラミクソウイルス科に属し、エンベロープをもつウイルスです。

感染力はきわめて強く、麻疹の免疫がない集団に1人の発症者がいたとすると、12～14人が感染するとされています。

② 感染経路

主な感染経路は、空気感染です。患者が咳やくしゃみをすると、周囲に麻疹ウイルスを含むしぶきが飛び散り、微小なしぶきに含まれたウイルスがしばらく空気中を漂います。このウイルスを含む空気を吸った人たちに感染する恐れがあります。そのほかに、患者の咳やくしゃみに含まれるウイルスを吸い込むことによる「飛沫感染」、およびウイルスが付着した手で口や鼻に触れることによる「接触感染」もあります。

③ 麻疹の症状・検査・治療

ア）症　状

10～12日の潜伏期間の後に、発熱、感冒症状、眼球結膜の充血、眼脂が出現します。発熱3～4日目から体に発疹、口腔内頬粘膜に「Koplik斑」が出現します。高熱は7～10日間くらい続きます。

合併症として、肺炎、中耳炎、脳炎等があり、肺炎や脳炎は、重症化すると死亡することもあります。

イ）検　査

麻疹は、臨床症状だけでなく、血清検査（IgM抗体検査）や遺伝子検査（PCR法）を組み合わせて診断します。

麻疹は、五類感染症全数報告疾患です。麻疹を診断した医師すべてに対して、診断後可能な限り24時間以内の保健所への届出が法律で義務づけられています。

ウ）治　療

特別な治療法はなく、症状に応じた対症療法のみです。このため、予防が大事な感染症です。有効な予防方法はワクチンの接種です。

2. 発生時対応、事後対応のポイント

● 麻疹を発症した労働者への対応

手洗いや咳エチケット（咳やくしゃみが出るときに、他のヒトにうつさないためのエチケット）を励行させます。

● 出勤停止基準の明確化

麻疹を発症した労働者の出勤停止基準を決めておくことは、感染防止としても労務管理としても重要です。

麻疹は、感染症法では五類感染症に指定されていますが、出勤停止期間の記載はありません。学校保健安全法では「発疹に伴う発熱が解熱した後3日を経過するまで」を出席停止期間としており、これに準じて社内規定を決めている企業もあります。

● 職場環境の整備

労働者が共同で使用し触れる頻度の高い場所（休憩室や机、テーブルなど）を消毒します。

● 早期発見

発熱や感冒症状、発疹など麻疹様症状を有する労働者を医療機関へ受診させます。

3. 予防のために必要なこと
●麻しんワクチンの接種

　有効な予防方法はワクチンの接種です。麻疹に対する免疫がない、あるいは免疫が不十分な労働者が麻疹ウイルスに曝露されると麻疹を発症します。したがって、麻疹の罹患歴がなく、麻しんワクチンの接種歴がない労働者には麻しんワクチンもしくはMR（麻しんと風しんの混合）ワクチンの接種が勧められます。妊婦、免疫機能に異常がある人、免疫抑制剤による治療を受けている労働者には接種できません。

もっと知りたい！

- 麻しん（はしか）に関するQ&A
  http://www.mhlw.go.jp/qa/kenkou/hashika/index.html

- 麻しん　国立感染症研究所感染症疫学情報センター
  http://www.nih.go.jp/niid/ja/diseases/ma/measles.html

（福島　慎二）

1 国内の職場において注意すべき感染症と対策

2 結　核

1 結核の概要

1. 結核の発生状況

① 世界の状況

　結核は、マラリア、AIDSと並んで、人類にとって最も重要な感染症の一つです。結核による死亡は毎年130万人と推定されています。

　結核は世界各国で発生していますが、サハラ以南のアフリカとアジアに多い傾向があります（図1）。薬剤治療が効きにくいHIV/AIDSとの合併例、多剤耐性結核の拡大が脅威となっています。

図1　結核の発生状況

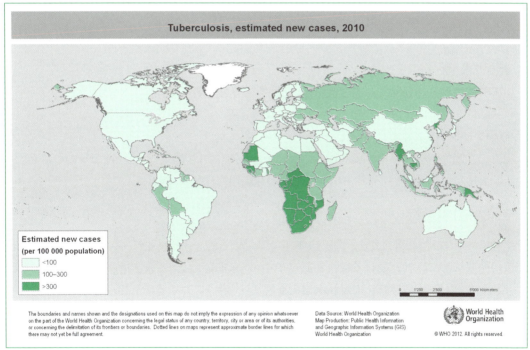

http://gamapserver.who.int/mapLibrary/Files/Maps/Global_EstimatedTB_ITHRiskMap.png?ua=1

② 日本の状況

　1950年ころまで日本人の死因第1位は結核でした。その後、結核死亡は減少してきましたが、現在（2014年）でも年間約2,000人が結核で死亡しています（死因第26位）[1]。

　結核は二類感染症に指定されており、結核を診断した医師は都道府県知事への届出が義務づけられています。感染症の予防及び感染症の患者に対する医療に関する法律（以下、感染症法

にもとづく届出件数は毎年2〜3万人に達します。

2. 結核の病態

　結核菌は、結核患者の咳とともに飛散します。健康人がこれを吸い込むと結核の初感染がおこります。濃厚感染では初感染に引き続いて発病することもあります（一次結核）が、多くの場合、細胞性免疫が適切に働くことで感染病巣の線維化がおこり、結核菌は閉じ込められます。

　結核菌は体内に残るものの増殖できず、結核の症状は出現しません。結核菌は閉鎖空間内に閉じ込められるので気道への排菌もありません。この状態は、結核菌に対する特異免疫が認められる点で、未感染の状態と区別されます（潜在性結核）。

　ところが、悪性腫瘍、免疫抑制、栄養不良などにより、細胞性免疫が低下すると、再び結核菌が増殖しはじめ、発病することがあります（二次結核）。

　結核菌が体内で増殖して結核の症状が出現した場合、あるいは気道への排菌が認められる場合は、活動性結核と呼ばれ、治療対象となります。非活動性結核（潜在性結核）はかつて治療対象とされてきませんでしたが、今日ではこれも治療対象に含めるとする見解が主流となりつつあります。

3. 結核の診断

　以下の結果から、感染なし、潜在性結核、活動性結核を区別します。

① 感染エピソード

　直近に活動性結核の患者と接触していた場合、一次感染（初感染）の可能性が疑われます。免疫不全を疑わせる背景がある場合、二次結核（結核の再燃）が疑われます。

② 症　状

　結核は様々な部位を冒します。頻度上、呼吸器病変が8割を占めますが、脊椎、神経系、消化管、泌尿生殖器などに症状が現れる場合もあります。結核を疑ったら、まずは胸部X線検査を行うのが通常です。胸部X線検査は、結核病巣の進展状況、治療に対する応答をみる上で中心的な役割を担います。陳旧性病変は瘢痕化によってくっきり写るのに対して、新しい滲出性病巣は淡く写る場合があります。あやしい場合、前回のレントゲン写真と比較します。

③ 結核菌の検出

　喀痰あるいは胃液から結核菌が検出されたら、（活動性結核の）診断が確定します。この目的には結核菌培養が最も信頼性の高い方法です。しかし、培養法は日数を要するので、迅速な判断に役立ちません。喀痰の抗酸染色は、排菌の有無を迅速に確認できるので、重要な意味があります。ただし、感度が低いのが難点です。喀痰検査の結果、非定型抗酸菌との鑑別が必要と判断された場合、結核菌特異遺伝子配列の検出（PCR法）が役立ちます。

④ 結核菌に対する免疫

　結核菌に特異的な免疫が確認されたら、(潜在性か活動性かは問わず)結核感染です。結核菌に対する免疫を調べる標準的手技は、ツベルクリン反応(以下、ツ反)です。しかし、ツ反には、偽陽性(非特異反応)や偽陰性(重症結核が陰性と判定される)の問題があります。ツ反の欠点を補うべくインターフェロン-γ遊離検査(IGRA：Interferon-Gamma release assay)が普及しはじめています。

4. 結核の治療

　WHOは、地球上のすべての結核患者が早期診断・早期治療を受けられるよう対結核戦略を展開しています。この看板が「直接監視下短期療法 Directly Observed Treatment, Short-course」、いわゆるDOTSです。短期療法とよんでいますが服薬期間は6か月に及びます。以前は2年かかっていた結核治療が6か月で完了しますよ、との意味です。

　参考までに、現在の標準治療をあげます。初期2か月は、INH、RFP、PZAの3剤に、EBまたはSMのどちらかを加えた4剤を服用します。その後の4か月は、INHとRFPの2剤を服用します。詳細は成書をご覧ください。

2 事後対応のポイント

　感染症法にもとづく届出は、診断医の義務です。産業医は、届出が出された後の対応を聞かれます。二類感染症なので、患者本人については、入院治療が原則、接客業など不特定多数と接触する業務は禁止です。職場では、集団感染が問題となります。接触者の追跡調査についても知っておいたほうがよいでしょう。

1. 結核の集団感染

　結核の集団感染とは、同一の感染源が2家族以上にまたがり20人以上に結核を感染させた場合をいいます。結核の集団感染は毎年約50例前後報告されています。ニュースでは、学校や病院での集団感染が話題になることが多いです。しかし、集団感染の3分の1は事業所で発生しています(図2)。

2. 結核発見のきっかけ

　結核患者が発見されるきっかけは、何らかの症状があって医療機関を受診して結核と診断されるものが80％、定期健康診断で発見されるものが13％です[2]。健康診断で発見される結核は、ほとんどが排菌(-)なので、職場の集団感染につながる可能性は低いです。

　これに対して、長引く咳と微熱をおして勤務を続けた職員が結核と診断された場合、すでに職場内で感染が広がっているおそれがあります。診断医に、排菌の程度を問い合わせます。大量の結核菌を排出していた場合、感染性は強いと判断されます。この場合、接触者の追跡調査が

行われると予想されます。

図2　最近の集団感染の発生集団（2000-2006年，総数260件）

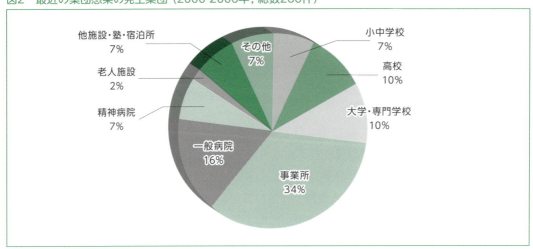

森 亨．最近の結核集団感染事例の様相．IASR Vol.27:257-258,2006より（http://idsc.nih.go.jp/iasr/27/320/graph/df32021.gif）

3. 接触者の追跡調査

　感染症法第15条および第17条の規定にもとづき、「医学的検査が必要と判断された場合に、都道府県知事などが接触者に健診の受診を勧告（従わない場合は措置）することができ、所在地の保健所を通じて実施される」ことになっています。

　調査の対象、方法、期間などは、排菌の程度、接触時間、接触度合などに応じて決まります[3]。具体事例への対応については、保健所に問い合わせます。

　おおまかな目安として、結核と診断された時点から3か月前までさかのぼって感染性があったものとみなされます。この期間内に患者と接触した人々は、結核を発病するかもしれないので、追跡調査の対象となります。調査は2年間にわたって行われます。

　なお、結核の接触者健診の詳細については、89ページをご覧ください。

3　予防のために必要なこと

　感染成立3原則の観点から、結核予防の概要を述べます。結論として、一次予防は困難です。対策の中心は、早期発見・早期治療となります。

1. 感染源対策

　結核菌を排出している患者が感染源です。上述の接触者調査はまさにこの感染源対策にあたります。再燃は、細胞性免疫の低下によっておこります。日ごろから健康的な生活を心がけ、体調不良を感じたら早めに受診することが重要です。このほか、以下に該当する人々は、結核を早期発見するため、積極的なスクリーニングが望まれています。

- ハイリスクグループとは、結核発病のおそれが高い者をさします。HIV/AIDS、糖尿病、腎透析、外国人などが該当します。
- デインジャーグループとは、結核発病の危険は特に高くありませんが、もし発病した場合には周囲の多くの人々に感染させるおそれが高いグループをいいます。学校の教職員，医師，保健関係者，接客業者などが該当します。

2. 侵入門戸対策

結核は空気感染(飛沫核感染)します。ご存知のとおり、院内感染対策としては、陰圧室隔離やN95マスク使用などの措置がとられます。これは病室という限られた空間内だからこそ可能な対応です。職場において、侵入門戸対策は非現実的でしょう。

3. 感受性対策

わが国ではかつて、BCGが結核予防に役立つと信じて、ツ反陰性ならBCG接種という結核対策が行われてきました。しかし、現在、結核予防にBCGは役立たない、という見解が定説になっています。

① WHOの文書に「BCGで結核の初感染を防ぐことはできない。さらに重要なことに、潜在結核の再燃を防ぐこともできない。BCGが結核伝播を防ぐ効果は限られている」とあります[4]。
② 結核予防会のサイトには「(BCGは)小児の結核予防には効果がありますが、成人の結核に対する予防効果は高くないとされています」とあります[5]。

わが国では現在でも０歳児にBCG接種が続けられています。結核伝播を予防する効果はありませんが、小児の髄膜炎を減らす効果があるからだとされています。

ワン・ポイント

海外、特にアメリカ合衆国への留学生から、以下の問い合わせを受けることがあります。
- 入学審査の書類で、「結核罹患の有無」を問われたが・・・
- ツベルクリン反応が陽性だったので、結核治療薬を飲めといわれたが・・・

以下、こういった問い合わせに対応するヒントを述べます。

☑ 米国におけるツ反の意味

わが国では、かつてツ反陰性ならBCG接種、という対応が行われていました。つまり、ツ反は陽性が正常、陰性は異常(結核への免疫なし→要BCG接種)と判定されていました。前述のとおり、今日では誤りとされている見解です。

一方、米国ではBCGを接種しません。ツ反は陰性が正常、陽性は異常(結核感染あり→要治療)と判断されます。BCGを打たない国ならこれで良いのですが、BCGを接種する国でこの考え方は成立しません。

☑ 抗結核薬服用を指示されたら

　結核り患率（10万人あたり）を比べると、日本は 15.4（2014年）に対して、米国は2.8（2013年）です。日本でも結核を診たことのない医師が増えていると言われています。米国で結核を診た経験がある医師はさらに少数派です。結核は怖い病気という認識から、ツ反陽性はすなわち結核、結核ならば服薬治療という判断をされる場合もあります。

　活動性結核なら服薬治療が必要です。しかし、BCG接種によるツ反陽性なら結核治療は無意味です。服薬期間が長いので、無意味な治療は避けたいです。ここを説明して、服薬を始める前に、感染症の専門家に相談したいと話してみたらいかがでしょうか。

☑ 入学審査書類の結核検査

　米国は訴訟社会なので、学校内で伝染病が流行した場合、学校の責任が問われます。このため、入学審査で過去の予防接種歴や結核感染の有無を問います。例えば、マサチューセッツ工科大学にMBA留学する場合、図に示す書類の提出を求められます。

〈 Section A 〉

学生が記入する欄です。以下の質問に答えます。

1. 過去に結核に罹患したことがある。結核検査が陽性になったことがある。
2. 結核を発病した人と密接な接触をしたことがある。
3. 別紙に挙げる国で、生まれた、住んでいた、1か月以上滞在していた。
4. 医学、健康科学などのプログラムに参加する。

ここで、いずれかの回答が「はい」なら、Section Bの記入も必要となります。

〈 Section B 〉

医師が記入する欄です。

MANTOUX（ツ反）あるいはInterferon-γ assay（QFT）の結果記入を求められます。

〈 Section C 〉

結核の既往あるいは結核検査陽性の場合、医師が記入する欄です。

1. 胸部X線写真のコピーを添付すること
2. すでに結核治療を受けているか否か？
3. 結核を疑わせる症状（関、血痰、発熱など）があるか？

〈 最後の欄は医師の署名 〉

ツ反はBCG接種で陽性となりますが、QFTはBCG接種の影響を受けません。ここはQFTを選択するのが賢明でしょう。

図　マサチューセッツ工科大学の Student Medical Report Form [6]

【参考文献】

1) 結核の統計（結核予防会結核研究所）　http://www.jata.or.jp/rit/ekigaku/toukei/adddata/
2) 結核 2005年現在、病原微生物検出情報 Vol.27 No.10. 感染症情報センター
3) 結核定期外健康診断ガイドライン http://icnet.umin.ac.jp/other/tubdoc2.htm#11
4) BCG vaccines (WHO) http://www.who.int/biologicals/areas/vaccines/bcg/en/
5) 結核Q&A（結核予防会）http://www.jatahq.org/about_tb/index3.html#502
6) Student Medical Report Form 2016-2017
   https://medical.mit.edu/sites/default/files/medreport.pdf

（奥沢　英一）

1 国内の職場において注意すべき感染症と対策

3 新型インフルエンザ

1 新型インフルエンザの概要

　インフルエンザは急性の呼吸器感染症で、高熱、頭痛、咳、咽頭痛や上気道炎症状を呈する疾患です。罹患者のうち死亡する者の割合（致死率）は高くありませんが、日本においては冬期に多くの人がインフルエンザに罹患します。インフルエンザはその抗原性が頻繁に変わることで、数十年ごとに大きな世界的な流行を起こし、その際には致死率も上がることが知られています。20世紀に入ってからもインフルエンザの世界的な大流行は発生しており、特に第一次世界大戦中に発生したスペインインフルエンザは、全世界で5億人以上が罹患し、4,000万人以上が死亡したと言われています。これは、抗原性が大きく変化した新型インフルエンザの流行であったと考えられており、ヒトが免疫力を持っていなかったためヒトに対して容易に感染し、世界的な大流行（パンデミック）を引き起こすだけでなく、致死率も2％前後に達しインフルエンザとしては極めて高く、甚大な社会への影響を残しました。

　このような新型インフルエンザの出現に備えるべく、WHOをはじめとした機関や各国は準備を進めてきた中で、2009年にパンデミックインフルエンザH1N1 2009が発生しました。幸いにもウイルスの病原性が低く社会的影響は限定的でしたが、流行の初期において対策に必要な情報が不足し、かつリスクに応じた柔軟な対応ができなかったこともあり、社会活動についても様々な混乱が生じました。また厚生労働省の発する情報は事務連絡が中心で、国民が必要とする科学的な説明は少なく、緊急時における国民への情報提供手段に課題を残しました。新型インフルエンザは未知のウイルス感染症なので、発生直後はその特性に不明な点が多いものの、ウイルスの一般的特性がインフルエンザと大きく異なることは少ないという前提で考えてみます。

2 発生時対応、事後対応のポイント

　新型インフルエンザ対策は各企業が総力をあげて対応する課題であり、単なる医療問題ではなく企業全体で取り組む、緊急時対応としての位置づけであると認識する必要があります。そのため緊急時対応部門がその対策をリードし、全社対応の中の「医療」に関する部分に産業保健が組み込まれる構図になります。発生時対応として重要な項目の中で、産業保健部門が主体性を持ちながら関与するものについて解説を行います。

1. 健康状態のモニタリング

　インフルエンザと同様に新型インフルエンザについては、初期症状として発熱が認められると思われますので、発熱を指標とした健康状態のモニタリングは可能でしょう。新型インフル

エンザが流行している期間においては、検温を含めた健康状態のモニタリングを行うことが重要な活動になります。検温については少なくても1日2回、出勤前および業務中に行うことが推奨されます。体温計は常に手元に準備しておく必要があるため、会社で一括購入をして社員一人ひとりに配布しますが、新型インフルエンザが発生してからでは購入は困難になるので、購入は事前に行っておく必要があります。また、平熱を確認している社員は少ないと思われるので、現実的には37.0～37.5℃の間で発熱の基準を設定することが良いと思われます。

　出勤前に発熱を認めた場合には出勤をしない、勤務中に発熱を確認した場合にはただちに職場を離れ、自宅療養もしくは医療機関を受診するなど、自治体からの指示に沿った対応を行ってください。自力で帰宅や医療機関への受診ができない場合には、搬送手順の策定や介助者の感染予防対策も合わせて必要になります。インフルエンザは発症数日前から他人への感染力を持つといわれているので、発熱を基準とした健康モニタリング自体も限界があります。検温を用いた発熱スクリーニングにおける留意点を以下のとおりまとめました。

発熱スクリーニングにおける留意点	
体温測定の方法	● 簡易測定としては鼓膜温もしくは腋下温が深部体温に近い
体温計と精度	● 腋下式体温計および耳式体温計（誤差±0.1℃）
体温カットオフ値	● 腋下温は口腔温よりも0.1～0.2℃低い ● 体温測定部位と体温計の精度を考慮しカットオフ値を決める必要あり

2. 感染者・接触者への対応

　新型インフルエンザに感染した者が職場復帰する際の基準、すなわち自宅療養期間や復帰時に求められる健康状態の基準を予め定めておくことが必要です。米国CDC（Center for Disease Control：米国疾病予防管理センター）では2009年のパンデミックインフルエンザH1N1に関して、感染者が職場に復帰する際のガイドラインをいち早く公表した実績があるので、国内のみならず海外の情報も積極的に探しにいくことが必要になります。新型インフルエンザ等に関する関係省庁対策会議による「新型インフルエンザ等対策ガイドライン」（平成25年6月26日、同28年3月25日一部改定　http://www.cas.go.jp/jp/seisaku/ful/keikaku/pdf/gl_guideline.pdf）においては、患者の自宅待機期間の目安は、「発症した日の翌日から7日を経過するまで、または解熱した日の翌々日までのいずれか長い方・68ページ」とされているので、社内基準を作成する際の参考にすることができます。特に「解熱」を基準として職場復帰の時期を決める場合には、「解熱」の定義をしっかり決めておくことが重要です。「解熱」とは、①平熱に戻ることなのか、②37℃に達することなのか、それとも ③37.5℃を下回ることなのか、このように解釈の幅がでてしまうことで、運用に混乱が生じることは避けなければなりません。

　職場内で感染者もしくは感染疑い例が発生した場合には、接触感染と飛沫感染を念頭においた感染予防のための対応を行ってください。具合が悪くなった者の行動範囲を調べて、周囲の

消毒や接触者の特定に取りかかることになります。具合の悪くなった者の席の周囲の消毒、接触者と考えられる社員の特定を行います。濃厚接触者の定義については、「新型インフルエンザ等対策ガイドライン・181ページ」を参考にしながら社内で決めることが望ましいと考えます。また濃厚接触者の自宅待機期間の目安については、前述の新型インフルエンザ等対策ガイドラインで、「患者が発症した日の翌日から7日を経過するまで・69ページ」とされているので、これを参考に企業ごとのリスクに応じて期間を決めれば良いでしょう。新型インフルエンザの流行時には、社員の欠勤状況（感染して休んでいる者、自宅待機をしている者など）をできるだけ正確に把握しておくことが大切なので、このような緊急時における勤怠管理のプロセスの構築が重要なポイントとなるのです。

例：ある企業における接触者の定義
患者が発病したと推定される日の1日前から接触した者で以下のいずれかに該当する者 ● 患者と同居する者 ● 患者と1.5m以内の距離で接触があった場合 　● 会話をした、食事をした、同室での会議に参加、席が1.5m以内等 　● 患者に直接触れた場合（握手、介助等）

3. 職場入場時のスクリーニング

　2009年のパンデミックインフルエンザH1N1では、患者および疑い例の職場内への入場を防ぐために検温を用いたスクリーニングが行われました。この中で赤外線サーモグラフィーを用いたスクリーニングは、体表面の温度を測定するため必ずしも深部体温を反映しないため注意が必要です。検温の際は耳式体温計を利用することを推奨しますが、耳式体温計は外気温の影響を受けやすいので、屋内で一時待機してから測定するなどの工夫をすることで、より正確に体温を測定することが可能になります。体温スクリーニング単独での実施の効果は完璧ではありませんので、健康質問票などを併用することで精度を高める工夫ができます。質問票の結果、インフルエンザを疑わせる症状がひとつでもあれば入場を禁じます。また質問票に問題がなかった場合でも必ず検温を行い、体温がカットオフ値より低い場合に限り入場を許可します。また発熱をスクリーニングする場合には、37.5℃～38℃の間をカットオフ値として決めるのが一般的でしょう。検温を利用したスクリーニングについては、発熱していない潜伏期の患者を除外することができないため、その有効性には限界があります。

赤外線サーモグラフィー測定における課題	
体温測定の方法	● 赤外線サーモグラフィーは体表面温度を測定するものである ● 深部体温を必ずしも反映できるわけではない
体温計と精度	● 赤外線サーモグラフィー（精度±1.0℃：環境温度10～40℃）

4. 個人の衛生管理

　前述したように、職場(企業内)においては「接触感染」および「飛沫感染」に対する対策が中心になります。「空気感染」については特殊な環境(医療機関など)を除き考慮する必要はないと考えてください。まずは基本的な対策、例えば手指衛生や咳エチケットを含めた社員教育を実施し、個人の行動変容を促すことを目指します。手すりやドアノブなどからの感染を予防するためにも、手洗いに代表される手指衛生の励行を推進し、水道水が利用できない場合に備え、手指消毒用アルコールの配置も必要になるでしょう。新型インフルエンザ流行時の衛生管理に役立てるため、感染予防キットを各社員に配布する企業もあります。

例：感染予防キット	
腋下式体温計（1個）	体温測定
アルコール消毒液（2本）	手指消毒用のアルコール(水道が利用できない場合)
不織布マスク（5枚）	咳エチケット用
体温記録用紙（1枚）	毎日複数回体温を記入する
ビニール袋（数枚）	使用済マスクやティッシュペーパーを入れる
感染予防のしおり	感染予防に必要な情報
ケース（1個）	感染予防キットの入れ物

5. 職場の消毒

　インフルエンザウイルスは表面に脂質を含むため、アルコールによる消毒が可能です。環境中のインフルエンザウイルスが体外でどの程度生存するかについては、温度や湿度などの諸要因によって差があります。一般的には、金属やプラスチックのような材質が固く表面が円滑なところに付着したインフルエンザウイルスは、24時間から48時間程度生存すると言われています。その一方で、布や紙のような材質が柔らかく表面がザラザラしているところに付着した場合には、8時間から12時間程度生存すると考えられています。ドアノブや手すりではウイルスが最大48時間程度生存するため、不特定多数の人が触れるこれらの表面を定期的に消毒することで、接触感染の予防効果が期待できます。インフルエンザウイルスの生存可能な時間にはかなり幅がありますが、主な研究で得られた情報をまとめてみました。

インフルエンザウイルスが体外で生存可能な時間	
金属やプラスチックの表面	24時間から48時間程度は生存する
布や紙の表面	8時間から12時間程度は生存する
周囲の湿度が高い場合	最大で72時間程度生存する

FLU.GOV[米国保健福祉省(HSS)のインフルエンザページ]：Interim Guidance on Environmental Management of Pandemic Influenza Virus (http://www.flu.gov/planning-preparedness/hospital/influenzaguidance.html)の情報をもとに筆者が編集

6. 他人との接触機会を減らす

　ヒトからヒトへと感染する感染症については、感染者や感染が疑われる者に近づかないことが感染機会を低下させる上で有効です。職場においては、①休憩室や食堂を閉鎖し人の集まりを防ぐ、②対面での会議を中止し電話会議等を利用する、③対面業務は避け電話やメールなどで対応する、④人との距離は1.5m以上を保つなどの工夫を行う、⑤自家用車、自転車や徒歩で通勤することで公共交通機関の利用を避ける、⑥公共交通機関を利用する場合には、ラッシュの時間帯を避ける、といった対策を行うことで感染機会の低下が期待されます。ただし、公共交通機関を利用せずに通勤することが難しい場合には、①から④および⑥を組み合わせた対策を実施します。

3　予防のために必要なこと

　新型インフルエンザが流行した時の意思決定の中で、産業保健に関する事項とそれに必要な情報をまとめました。産業保健部門はこれらの情報を社内で一元管理できる唯一の部門になるので、積極的な情報入手とそれに基づく情報発信を行うことが期待されます。

産業保健に関する意思決定事項とそれに必要な情報	
意思決定事項	必要な情報
社員個人が行う感染予防対策 （例：手洗い、咳エチケット）	● 感染経路（例：接触感染、飛沫感染） ● 感染予防対策の効果と実行可能性
感染リスクの低減対策 （例：動線を分ける、遮蔽板を用いて物理的に接触機会を減らす）	● 職場における感染リスクの評価 ● 感染リスクを下げるための対策の効果、コストおよびその実現性など
社員の自宅待機の基準 （例：感染者、同居家族の感染、流行地域への訪問）	● 潜伏期間（季節性インフルエンザは1-4日程度） ● 感染者の症状 ● 感染者のウイルスの排出期間（インフルエンザは発病後7日弱程度） ● 感染者との接触の程度
治療機会の確保	● 流行時の医療体制 ● 医療機関の体制
重症化リスクが高い者への配慮	● 高リスク者の定義（例：慢性疾患治療者など） ● 高リスク者の数の特定
流行を拡大させる可能性のある事業の縮小	● 不特定多数が集まる事業での感染拡大 ● 地域での流行状況 ● 病原性や感染力
感染予防対策の強化	● 病原性や感染力 ● 感染予防策の効果 ● ワクチン接種や予防内服の効果

操業の一時的停止	●感染者数のモニタリング
感染対策の緩和（終了）	●地域での流行状況 ●病原性や感染力

和田耕治ほか：新型インフルエンザ発生時に企業に求められる感染症対策に関する意思決定とその根拠となる情報、産業衛生学雑誌54:77-81、2012年を一部引用

ワン・ポイント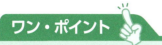

☑ 事業継続計画

　事業継続計画を作成する場合には「事業者・職場における新型インフルエンザ対策ガイドライン」(http://www.mhlw.go.jp/bunya/kenkou/kekkaku-kansenshou04/pdf/09-11.pdf)に必ず目を通しておくことが必要です。これを基本として、企業ごとのビジネスリスクに応じた新型インフルエンザ対策の作成につなげていくことになります。情報の点では、英語に比べて国内で提供される情報が少ないのは仕方ありません。海外の情報を読みこなすことにより、膨大な情報を入手することが可能となるので、積極的に海外の情報を入手することが推奨されます。

新型インフルエンザ対策に関する情報サイト	
サイト名	URL
新型インフルエンザ等対策	http://www.cas.go.jp/jp/influenza/index.html
厚生労働省	http://www.mhlw.go.jp/
日本渡航医学会	http://jstah.umin.jp/
新型インフルエンザ対策に関するエビデンスのまとめ	http://www.virology.med.tohoku.ac.jp/pandemicflu/index.html
WHO	http://www.who.int/en/
US CDC	http://www.cdc.gov/
Flu.gov	http://www.flu.gov/
Health and Safety Executive UK	http://www.hse.gov.uk/biosafety/diseases/pandflu.htm
Australian department of health	http://www.health.gov.au/

☑ 抗インフルエンザウイルス薬の取り扱い

　安全配慮義務（労働契約法第5条）や役員に善良な管理者としての注意義務（会社法第330条、民法第644条）が企業に課せられている関係で、社会的な緊急事態である新型インフルエンザの流行時には、企業は適切な対応が求められます。医療を受けることが困難な海外地域に滞在する社員については、抗インフルエンザウイルス薬を用いた医療介入が望まれます。抗インフルエンザウイルス薬の自己治療の準備を検討することが推奨されます。自己治療の概要を、日本渡航医学会「海外派遣企業での新型インフルエンザ対策ガイドライン2014年版」から以下抜粋したので参考にしてください。

自己治療について

　新型インフルエンザに感染し発症した者は、派遣地の方針にしたがって医療を受けることが原則であるが、医療体制が整っていない地域では、適切な医療を受けることができないことが予想される。その際には自己治療を検討することになる。

　自己治療とは抗インフルエンザ薬を事前に確保しておき、新型インフルエンザを疑う症状がみられたら、治療のために服用する方法であり、予防的に服用する方法ではない。自己治療に用いられる抗インフルエンザ薬にはオセルタミビル（商品名タミフル）、ザナミビル（商品名リレンザ）、ラニナミビルオクタン酸エステル（商品名イナビル）などがある。用法用量は季節性インフルエンザのそれと同じである。

　自己治療は診断、治療効果の判定、副作用への対応といった点で、医師の診察による治療に比べ、効果や安全性が大きく劣る。このため、その実施にあたっては医師から充分な指導を受けておくことが必要である。また服用前および服用後は可能な限り、電話や電子メールなどで医師（処方を受けた医師など）の指示を仰ぐことが望ましい。

日本渡航医学会「海外派遣企業での新型インフルエンザ対策ガイドライン2014年版」より抜粋
http://jstah.umin.jp/04ForPro/influenza2014Guideline.pdf

（鈴木　英孝）

1 国内の職場において注意すべき感染症と対策

4

ウイルス性肝炎

1　ウイルス性肝炎の概要

　ウイルス性肝炎は"肝炎ウイルス"（肝臓を主な病気の場とするウイルス）が肝臓に感染しておこす病気です。肝炎ウイルスにはAからEまで5種類がありますが、以下のように整理しておくと理解しやすいでしょう。

1."経口感染する"ウイルスによる肝炎は慢性化しないが、"経口感染しない"ウイルスによる肝炎は慢性化する場合がある

　肝炎ウイルスのうち、A型肝炎ウイルス（HAV）、E型肝炎ウイルス（HEV）は食物とともに体内に侵入したウイルスが腸管から吸収され、肝臓に感染します。1か月前後の潜伏期を経て肝炎を発症しますが、慢性化することはありません。

　これに対してB型肝炎ウイルス（HBV）、C型肝炎ウイルス（HCV）、D型肝炎ウイルス（HDV）は、血液（HBVでは体液も）の中に含まれるウイルスが輸血、性交渉などを通じて体内に侵入後、肝臓に感染します。こちらも1か月前後の潜伏期を経て肝炎を発症します。B型肝炎では1割弱、C型肝炎では7割以上が慢性化します。

2. 急性肝炎は無症状なものから肝不全を合併するものまで症状は様々である

　肝炎ウイルスが初めて体内に侵入し炎症をおこしたものを"急性肝炎"と呼びます。侵入したウイルスの量、ウイルスの増殖の速度、炎症をおこすまでの時間など様々な因子により病気の症状は異なります。例えばB型肝炎の場合、急性肝炎に罹患した人の3分の2は無症状ですが、2％は急性肝不全を合併（劇症肝炎）します。

3. 慢性肝炎が持続すると肝硬変・肝細胞癌を合併する場合がある

　B型急性肝炎、C型急性肝炎は慢性化し得る病気です（D型肝炎は日本ではほとんど見られません）。慢性化後も炎症や肝細胞の破壊が続くと、肝臓の線維化（破壊された肝臓が再生する際には肝臓の中に"かさぶた"のように繊維が増生する）が進み、肝硬変（再生した肝細胞と増生した繊維により肝臓の構造改築が完成した状態）へと至ります。また慢性肝炎が持続すると肝細胞癌を合併する場合があります。こうしたことを防ぐために抗ウイルス療法が行われます。

4. ウイルス性肝炎の流行が職場でおきる可能性は極めて低い

　ウイルス性肝炎の感染様式から考えてHBV、HCVの流行が職場で起きる可能性はないと言って良いです。HAV、HEVは肝炎発症前後をピークとして糞便中に多量のウイルスが排泄される

ため、用便後の手洗いが不完全なまま調理をした場合などは二次感染の危険性があり、注意が必要です。

表1　5種類の肝炎ウイルスの特徴

	A型肝炎	B型肝炎	C型肝炎	D型肝炎	E型肝炎
ウイルスの名前	HAV	HBV	HCV	HDV	HEV
ウイルスの分類	エンテロウイルス	ヘパドナウイルス	ヘパシウイルス	デルタウイルス	ヘペウイルス
ウイルス遺伝子	1本鎖RNA	不完全2本鎖DNA	1本鎖RNA	1本鎖RNA（マイナス鎖）	1本鎖RNA
レセプター	HAV Cellular Receptor 1 (HAVCR1)	human sodium taurocholate cotransporting polypeptide (hNTCP)	scavenger receptor BI, tetraspanin CD81, claudin-1, occludinなどから構成される	human sodium taurocholate cotransporting polypeptide (hNTCP)	Grp78
感染様式	経口感染	血行感染	血行感染	血行感染	経口感染
潜伏期	15-45日	45-160日	15-150日	30-60日	15-60日
劇症化	1%未満	1-2%	まれ	あり	妊婦では約50%
急性肝炎からの慢性化	なし	Genotype A2では8%	約70%	同時性重感染では5%、異時性重感染では80%	免疫不全例のみ
ワクチン	あり	あり	なし	なし	海外で使用可

2　発生時対応、事後対応のポイント

　ウイルス性肝炎は前項で述べた通り、流行を起こす可能性は低いため、慌てずに状況を把握することが最も大切です。

1. ウイルス性肝炎であることの確認

　ウイルス性肝炎は自覚症状・他覚所見で診断することはできない病気であり、診断には血液検査が必須です。また、肝機能異常を伴う疾患は薬剤性肝障害、アルコール性肝障害、自己免疫性肝障害、胆石発作などウイルス性肝炎以外にも様々なものがあります。したがってウイルス性肝炎であることの確認がまず大切です。医療機関との適切な連携を本人の了解のもと進めることも大切です。患者への対応は基本的には医療機関の主導で行うこととなります。

2. 慢性肝炎患者への対応

　ウイルス性肝炎のうちB型、C型には急性肝炎、慢性肝炎の2つの病型があります。慢性肝炎の場合継続した生活指導や抗ウイルス療法が必要となります。生活指導としては、①医療機関を定期的に受診すること、②飲酒を極力控えること、③血液にウイルスの含まれる病気であるため、自分の血液が他人に付くことのないように留意すること、などを行います。産業保健に携わる側としては、握手や会食など日常生活での感染はまず起こらないことを知っておく必要があります。

3　予防のために必要なこと

　A型肝炎、E型肝炎は経口感染する病気です。A型肝炎は牡蠣を代表とする水産物、E型肝炎はブタ・イノシシを代表とする動物のレバー・肉が感染の原因となります。HAV HEVとも熱に弱いウイルスであり、十分に加熱すれば感染の危険性は低いです。

　上下水道の設備の不十分な発展途上国では事情は大きく異なります。WHOではA型肝炎への感染の可能性の高い国（図1）(http://gamapserver.who.int/mapLibrary/Files/Maps/Global_HepA_ITHRiskMap.png?ua=1)を、CDC（米国疾病予防管理センター）ではE型肝炎への感染の高い国（図2）(http://www.cdc.gov/hepatitis/hev/hevfaq.htm)をそれぞれ示しています。これらの国に滞在する場合は、短期間であってもA型肝炎ワクチンを接種することが推奨されます。E型肝炎ワクチンはまだ開発途上です。途上国ではA型肝炎同様、ウイルスに汚染された水の経口接種で感染するため、生水を口にしないことが最も重要です。

図1　A型肝炎への感染リスクの高い国

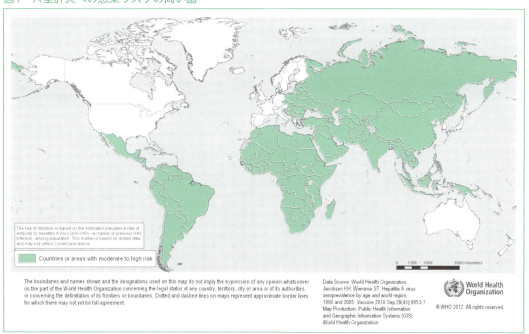

図2　E型肝炎への感染リスクの高い国

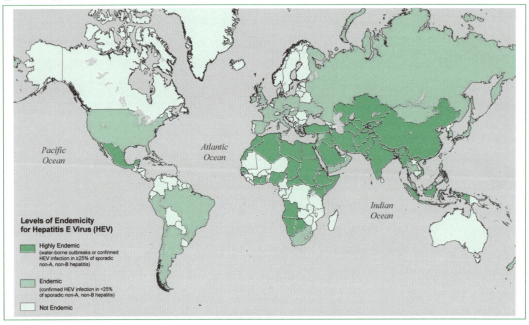

　非経口的に感染する肝炎ウイルスのうち、B型肝炎にはワクチンがあります。上記のとおり日常生活で感染することは少なく、成人の多くは性交渉で感染するウイルスですが、パートナーがウイルスに感染している場合などはワクチンの接種を受けることが推奨されます。B型肝炎ウイルスの感染者の多い国（図3）(http://gamapserver.who.int/mapLibrary/Files/Maps/Global_HepB_ITHRiskMap.png?ua=1)に長期に滞在する場合も接種が望ましいです。

図3　B型肝炎への感染リスクの高い国

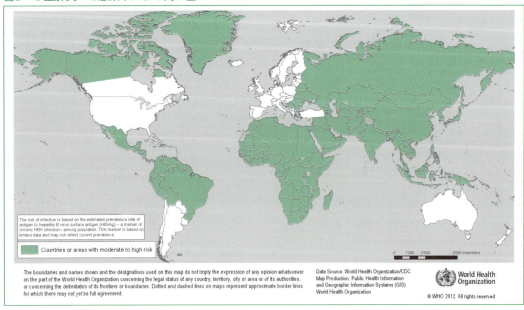

ワン・ポイント

☑ A型肝炎ワクチン

　A型肝炎ワクチンは感染性をなくしたウイルス粒子を精製して作製します。初回、その2〜4週後、6〜24か月後の3回接種します。急ぎの場合は最初の2回を接種後に渡航し、一時帰国時に3回目の接種をします。副反応の少ないワクチンです。

☑ HBs抗原とHBs抗体

　"HBs抗原"とは"HBVの表面(surface)に存在する蛋白"(抗原とは私たちの体にない異種蛋白の総称です)です。"HBs抗体"とはHBVが私たちの体に侵入した際に私たちの体が作る蛋白です。HBs抗体があるとHBs抗原と結合し、これが貪食されることにより、HBVを体内から排除します。HBワクチンを接種するとこの"HBs抗体"が作られることにより、B型肝炎を防止するわけです。

（四柳　宏）

1 国内の職場において注意すべき感染症と対策

5 HIV感染症

1 HIV感染症の現状

　AIDS（後天性免疫不全症候群）は現在、死亡者数において結核、マラリアと並ぶ世界3大感染症の一角をなし、UNAIDS（国連合同エイズ計画）およびWHOによる2015年の世界の生存AIDS患者を含むHIV感染者数は3,670万人、年間の罹患数（新規発生数）は210万人、死亡者数は110万人と推計されています。

　わが国においては、年による増減は認められるものの、1990年代より感染者、患者の増加傾向が続き（図1）、中でも日本国籍男性感染者報告数の増加傾向が顕著です（図2）。一般人口の感染率の指標となる献血者、特に日本国籍男性における血清陽性率の上昇も認められ（図3）、厚生労働省エイズ動向委員会のサーベイランス報告におけるAIDS患者の転症例報告（以前にHIV感染者として把握されていたAIDS症例の報告）も極めて少なく、予防対策が十分に機能しているとは言い難い状況です。日本国籍男性の国内における性的接触、特に男性同性間の性的接触を中心とした感染拡大が続いています。また、血液凝固因子製剤による感染者を除いた日本国籍の男性の感染者・患者について1985年〜2014年までの30年間の累積症例を分析すると、診断時の年齢のピークは感染者が30〜34歳（全体の19.9％）、患者が35〜39歳（16.6％）となっており、特に患者については25〜59歳の年齢層が全症例の86.0％を占めることから、学校のみならず職域におけるエイズ予防対策が重要であることがよくわかります。

図1　日本のHIV感染者・AIDS患者の年次報告数（血液凝固因子製剤輸注例を除く）

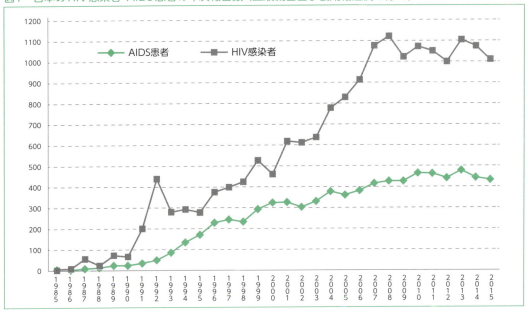

図2 日本国内の国籍別・性別HIV感染者 年次報告数（血液凝固因子製剤輸注例を除く）

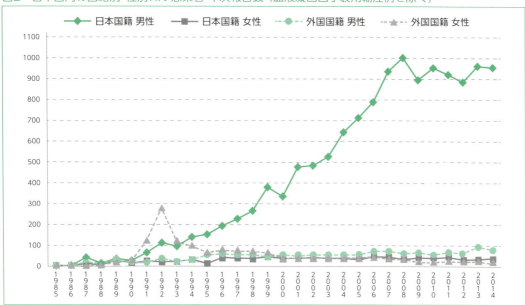

図3 日本の献血者の血清有病率（陽性率）, 1987-2015年

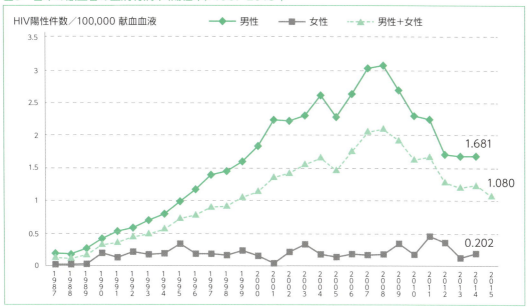

1990年代中頃のプロテアーゼ阻害薬開発後のHAART（Highly Active Antiretroviral Therapy：高活性の抗レトロウイルス療法、抗HIV薬による多剤併用療法を行う）の導入により、潜伏期間、発病後の生存期間の延長が認められ、患者の予後は大きく改善しましたが、実用可能なワクチンや根治薬が存在しない状況に変わりはなく、また治療薬の長期連用による副作用の出現、薬剤耐性ウイルスの出現頻度の上昇、高額な生涯医療費の問題など治療上の多くの課題が残されています。近年は、HIV感染者と非感染者のカップルの曝露前予防（PrEP: preexposure prophylaxis）をCDC（米国疾病予防管理センター）が推奨しており、2014年5月にはCDCからFDA（米国食品医薬品局）承認薬「ツルバダ」を使用するHIV感染予防のための「PrEPガイドライン」(http://www.cdc.gov/hiv/pdf/guidelines/PrEPguidelines2014.pdf) が発表されました。

　AIDSは検査の実施、感染者・患者情報の保護、人権、用語の使用などに慎重な配慮を要する感染症です。職域においては、潜伏期間の長い本疾患に対して感染者・患者をサポートする体制を整備することで偏見・差別によって人材を失うことがなくなり、また、各種機会を通じて予防啓発を行うことで新規感染の発生を減らし、罹患による人材の喪失や健康保険負担を含めた生涯医療費の減少などの経済的負担を軽減することが期待できます。

2　職場におけるエイズ対策の基本的な考え方

　職域で健康保険組合、その他の担当部署がエイズ対策に取り組もうとするときには、まずはじめに事業主および労働組合と協議し、コンセンサスを形成する必要があります。その際には、既に評価を受けている公的機関のガイドライン等を参考にして、社会通念に沿った自らの基本理念を作成することが不可欠です。

　1988年、WHO（世界保健機関）とILO（世界労働機関）は共同会議を開催し、"職場とエイズに関する声明"を発表しました。本声明では、労働者のHIV感染およびエイズに対する基本方針が以下のように合意されています。

> 〈 WHO/ILOの合意声明 〉
> 1. HIVに感染しているが元気な労働者は、他の同僚の労働者と同じように扱われるべきである。
> 2. HIVに感染していて心身の調子の悪い労働者は、他の病気を持つ労働者と同様に扱われるべきである。

また、具体的な対策として、次の事項を列挙しています。

1. 就職希望者に対して
　適性検査の一部として就業前にHIV/AIDSスクリーニング検査を実施することは不必要であり、要求されるべきものではない。また、保険の加入そのほかの目的で就職時にHIV/AIDSスクリーニング検査を行うことも差別につながる心配がある。

2. 就業者に対して
1) HIV/AIDSスクリーニング検査：直接法、間接法、また既に行われた過去の検査についての質問など、いずれについても要求されるべきものではない。

2) **プライバシーの確保**：HIV/AIDSに関する情報も含め、あらゆる医療情報に関してプライバシーの確保が図られなければならない。
3) **事業者への情報提供**：労働者には事業者に自分のHIV/AIDSに関する状態について知らせる義務はない。
4) **労働者の保護**：HIV感染症に罹患している、または罹患していると考えられる人は、職場において同僚、労働組合、事業者または顧客から非難や差別を受けることのないように保護されなければならない。そのために、情報提供と教育研修を通じて相互理解を促進するような雰囲気づくりが重要である。
5) **労働者へのサービスの提供**：労働者およびその家族は、HIV/AIDSに関する情報および教育研修、カウンセリングや適切な相談の機会を身近に利用できるようにすべきである。
6) **保証**：HIVに感染している労働者は差別されることなく、通常の社会保障制度や就業に関連した制度から給付を受けることができなければならない。
7) **就業上の配慮**：HIV感染それ自体は就業上何の問題もない。しかし、HIVに関連した症状によって就業上何らかの支障がある場合には、配置転換等就業内容について配慮が必要である。
8) **雇用関係の継続**：HIVに感染しているということだけでは解雇の理由にはならない。HIVに関連した症状を示している人については、他の病気の場合と同じように医学的に可能な限り、健康状態に応じて就業できるように配慮すべきである。
9) **救急**：職場において救急処置が必要になった場合、B型肝炎をはじめとする血液由来の感染症を予防するための注意はこれまでも必要であった。同じ注意がHIVの感染予防に対しても有効である。

3　ガイドラインについて

　WHO/ILOの合意声明を参考として、わが国でも1995年2月、労働省労働基準局長および労働省職業安定局長（当時）名で各都道府県労働基準局長および都道府県知事に対して、「職場におけるエイズ問題に関するガイドライン」（付録1、50ページ）が出されました。このガイドラインは、血液など体液の曝露を受けることがない一般的な職域を想定して策定されたものですが、解説部分が付けられていることが特徴で、本文と一体として取り扱われることが要求されています。

　当初、このガイドラインは労働者が通常の勤務において業務上HIVを含む血液等に接触する危険性が高い医療機関等の職場のことは想定していませんでしたが、病院勤務の看護師が無断でHIV検査をされ、陽性を理由に退職勧奨を受け退職した事例があったことなどから、2010年4月には、「労働者が通常の勤務において業務上HIVを含む血液等に接触する危険性が高い医療機関等の職場においては、感染防止について、別途配慮が必要であるところ、医療機関等における院内感染対策等については、『医療機関における院内感染対策マニュアル作成のための手引き（案）』等が作成されていることから、これらを参考にして適切に対応することが望ましい」という記載が加えられました。

4 エイズ対策の具体的な進め方

　各社、各健康保険組合のエイズ対策の要綱(基本理念・方針)の作成ついては、事業主・労働組合・健保組合を構成員として含む協議会を設置し、その中で進めていく方法が理想的であると思われます。しかし、企業や健保組合の事情により、それができない場合もあると考えられるので、どの部署からでもできるところから進めて、時期を見て関連部署と順次連携をとっていくことが現実的です。そして、見直しを図りながらより充実したものになることを期待すべきだと思います。

1. 基本方針

　基本方針の内容については、①人権とプライバシーの保護、②エイズが原因で人事上の不利益な処遇はしない、③他の疾病と同様に考え特別視しない、④感染者の就労を支援する、⑤HIV検査は一切しない、あるいは本人の同意なしに検査を実施しない、⑥啓発教育の徹底、等が含まれるべきです。HIV検査については1993年に厚生省保健医療局エイズ結核感染症課長(当時)名で都道府県・各指定都市の衛生主管部(局)長宛に出された通知(付録2、52ページ)が出されており、会社診療所等も含む医療機関および医療従事者に対する内容も含まれていて、現在でも判例の参考になっています。本人の同意なくHIV抗体検査が行われ、陽性結果に基づいて解雇が行われたことに対する判決は、わが国では何れも原告勝訴で終わっています。

　職域においては、産業医を含む担当者が、どのような背景からこの理念・対策が出されているか、そのためにどんな対応が必要か、正しく理解することが重要です。1999年に従来の「伝染病予防法」に代わる「感染症の予防及び感染症の患者に対する医療に関する法律」(以下、感染症法)が施行されるようになった背景の一つに、ハンセン病やHIV感染症に対する歴史的差別が認識され、感染症の患者等の人権尊重の要請などが考慮されたことがあります。対応としては、例えば、定期健康診断などではHIV抗体検査は実施しないと明示したほうがよいでしょう。人権保護の観点および前述の通知からの判断で本人の同意がなければHIV検査はできませんし、その対応もできていないところが少なくないからです。また、会社の健康診断で検査を実施したほうがよいという管理職や、定期健診で実施しているのではないかと思っている社員が依然として存在するのも現実だからです。

2. 具体的施策

　具体的施策として、啓発教育を新入社員、海外出向者、新任管理職、階層別教育など対象別に教育プログラムに導入している企業もあります。対象別に目的を明確にして、継続的に教育がなされていくことが重要だと思います。管理職の立場で認識しておくべきこととして、患者・感染者が発見されたときの留意点、患者・感染者への対応、職場への対応、プライバシーの保護などがあります。診療所など社内の医療関係部署の認識としては、カウンセリングの対応、外部医療機関の紹介、プライバシーの保護などが重要です。

また、基本方針が作成されても活用されなければ意味がないわけで、基本方針が末端まで行き渡るための方策についても検討が必要です。通知や通達・機関誌・広報誌・リーフレット・パンフレット・ビデオ・DVD・社内の規定集に折り込む・会議・職場懇談会・集会などあらゆる機会を活用する必要があると思われます。

　HIV感染者は「免疫機能障害者」として、障害者雇用率制度、障害者雇用納付金制度、助成金制度等の適用の対象になっています。HIV感染者の障害認定はCD4陽性Tリンパ球数と日常生活活動制限の程度によって1級から4級まで等級化されていますが、その認知度は低く、また治療成績が改善した現在、あくまで一般社員と同様に働くことを希望する患者も少なくありません。

　担当者はガイドラインに加えて、HIV感染を理由に解雇を行った会社や自治体、入学を拒否した学校の過去の敗訴の事例の検討や、感染症法第74条「感染症の患者であるとの人の秘密を業務上知り得た者が、正当な理由がなくその秘密を漏らしたときは、6月以下の懲役又は50万円以下の罰金に処する」の内容についても熟知しておく必要があります。エイズは人権、守秘、個人と会社との関係などが最も厳しく問われる感染症であり、患者本人の健康状況や通院状況に合わせた雇用管理面での配慮、生活面・医療面も含めた支援体制の準備・確立が何よりも必要です。

【参考文献】

1) CDC: Updated U.S. Public Health Service Guidelines for the Management of Occupational Exposures to HIV and Recommendations for Postexposure Prophylaxis, MMWR Recommendations and Reports September 30, 2005
2) UNAIDS: GLOBAL AIDS UPDATE 2016: 2016
3) 厚生労働省エイズ動向委員会：平成26年エイズ発生動向年報. 2015

（鎌倉　光宏）

付録1

職場におけるエイズ問題に関するガイドラインについて

(平成7年2月20日,平成22年4月30日改正)

　エイズ（後天性免疫不全症候群）の蔓延は、世界的に深刻な状況にあり、とりわけ、今後アジアにおけるHIV（ヒト免疫不全ウイルス）感染者（以下「感染者」という。）の爆発的な増加が危惧されているところである。日本の感染者の報告数は、国際的に見て多いとは言えないが、今後、増加も予想されている。

　わが国においては、昭和62年に「エイズ問題総合対策大綱」が閣議決定され、地域、職域等あらゆるルートを通じ、国をあげて啓発運動を展開することとされたところである。国際的にも、WHO及びILOより、昭和63年に職場とエイズの問題について声明書が発表されている。また、労働省においても、平成5年度を初年度とする第8次の労働災害防止計画の中でエイズ問題を取り上げ、職場においてもエイズに関する正しい知識の普及等が効果的に行えるような基盤整備を図ることとしたところである。

　こうした中で、エイズの予防を図るため、また、感染者である労働者が誤解や偏見により職場において不当な扱いを受けることがないよう、事業場においても積極的にエイズ問題に取り組んでいくことが重要であり、このためには、事業者が職場におけるエイズ問題に関する方針を作成して取り組むことが望ましい。

　このため、今般、職場におけるエイズ問題に関する方針を作成する上で参考とすべき基本的考え方を示した「職場におけるエイズ問題に関するガイドライン」を別添のとおり定め、事業場におけるエイズ問題に対する自主的な取組を促進することとしたところである。

　貴職におかれては、以上の状況を踏まえ、種々の機会を捉えて本ガイドラインの周知に努められたい。

　なお、この通達の解説部分は、本文と一体のものとして取り扱われたい。

職場におけるエイズ問題に関するガイドライン

1　趣　旨

　我が国においては、現在のところ、報告された数を見るかぎりHIV（ヒト免疫不全ウイルス）感染者（以下「感染者」という。）の数は国際的に見て多くないものの、今後増加するおそれもあることから、その前にエイズ（後天性免疫不全症候群）の予防対策を積極的に講じていく必要がある。

　現在、我が国の感染者の大部分は20～40歳代であり、働き盛りの年齢層に集中していることを踏まえると、すべての労働者が健康な勤労者生活を送ることができるためには、職場におけるエイズ予防対策が重要である。このためには職場において、労働者に対し、原因となるウイルス、感染経路等、エイズに関する正しい知識を提供し、感染の危険性の高い行動の回避を呼びかけるとともに、HIVに感染していることが分かった場合の適切な対応の仕方を伝える等のエイズ教育を行っていく必要がある。

　他方、職場において感染者やエイズ患者を適切に受け入れる環境を作っていくことも急務となっている。

　このためには、労働者に対し、HIVが日常の職場生活では感染しないことを周知徹底し、職場において同僚の労働者等の科学的に根拠のない恐怖や誤解、偏見による差別や混乱が生じることを防止するとともに、感染者やエイズ患者が、仕事への適性に応じて働き続けることができるようにする必要がある。

　このようなことから、事業者は、2に掲げる職場におけるエイズ対策の基本的考え方を参考にし、エイズ問題に対する基本的な方針を作り、エイズ対策に自主的に取り組むことが望ましい。

　なお、労働者が通常の勤務において業務上HIVを含む血液等に接触する危険性が高い医療機関等の職場においては、感染の防止について、別途配慮が必要であるところ、医療機関等における院内感染対策等については、「医療機関における院内感染対策マニュアル作成のための手引き（案）」等が作成されていることから、これらを参考にして適切に対応することが望ましい。

2 職場におけるエイズ対策の基本的考え方

(エイズ教育)
(1) 事業者は、職場において労働者に対しエイズ教育を行い、エイズに関する正しい知識を提供すること。
(2) 事業者は、エイズ教育や相談等の企画、実施に当たって産業医に中心的役割を担わせること。

(HIV検査)
(3) 職場におけるHIV感染の有無を調べる検査(以下「HIV検査」という。)は、労働衛生管理上の必要性に乏しく、また、エイズに対する理解が一般には未だ不十分である現状を踏まえると職場に不安を招くおそれのあることから、事業者は労働者に対してHIV検査を行わないこと。
(4) 事業者は、労働者の採用選考を行うに当たって、HIV検査を行わないこと。
(5) 労働者が事業場の病院や診療所で本人の意思に基づいてHIV検査を受ける場合には、検査実施者は秘密の保持を徹底するとともに、検査前及び結果通知の際に十分な説明及びカウンセリングを行うこと。

(HIV感染の有無に関する秘密の保持)
(6) 事業者は、HIV感染の有無に関する労働者の健康情報については、その秘密の保持を徹底すること。

(雇用管理等)
(7) 事業者は職場において、HIVに感染していても健康状態が良好である労働者については、その処遇において他の健康な労働者と同様に扱うこと。また、エイズを含むエイズ関連症候群に罹患(りかん)している労働者についても、それ以外の病気を有する労働者の場合と同様に扱うこと。
(8) HIVに感染していることそれ自体によって、労働安全衛生法第68条の病者の就業禁止に該当することはないこと。
(9) HIVに感染していることそれ自体は解雇の理由とならないこと。

(不慮の出血事故等における感染の予防)
(10) 事業者は、職場における労働者等の不慮の出血事故の際の労働者へのHIV感染の予防のため、労働者に対する応急手当の方法の教育、ゴム手袋の備付け等の必要な措置を講ずること。

職場におけるエイズ問題に関するガイドラインの解説
については厚生労働省ホームページ
http://www.mhlw.go.jp/shingi/2004/05/s0527-3b.html
を参照のこと。

付録2

健医感発 第78号
平成5年7月13日

都道府県
各　　　　衛生主管部（局）長　殿
指定都市

厚生省保健医療局
エイズ結核感染症課長

ＨＩＶ検査の実施について（通知）

　エイズ対策の推進については、日頃よりご協力いただいているところであるが、近時、ＨＩＶ検査の実施において、本人の同意なく実施していた事例が見られることから、ＨＩＶ検査に係る以下の事項につき貴管下関係機関の指導をお願いする。

記

1　ＨＩＶ検査実施に対する基本的な考え方
　ＨＩＶ抗体検査の実施に当たっては、人権保護の観点から、本人の同意を得て検査を行うこと。
　また、検査結果の取扱いについてはプライバシーの保護に十分配慮すること。
2　医療機関におけるＨＩＶ検査実施について
　患者に対する検査実施に当たっては以下の点に十分配慮すること。
（1）　患者本人の同意を得ること。
　　　観血的処置を行う場合において医療機関内感染防止を主たる目的としてＨＩＶ検査を実施する場合にも、患者の同意が必要であること。
　　　患者本人が意識不明である等により同意がとれない状況においては、医師の判断によってＨＩＶ検査を実施することも認められる。小児患者に対してＨＩＶ検査を実施する場合には、保護者の同意を得て行う。
　　　なお、ＨＩＶ検査の実施に当たって患者の同意が得られない場合には、ＨＩＶに感染している可能性があることを前提として対応する。
（2）　検査前及び検査後の保健指導あるいはカウンセリングがなされること。
（3）　結果についてプライバシーが守られること。
（4）　ＨＩＶに感染していることが判明した患者・感染者に対して、検査を実施した医療機関において適切な医療が提供されること。やむを得ず検査を実施した医療機関において対処できない場合には、他の適切な医療機関へ確実に紹介すること。
　　　なお、各都道府県においては、エイズ治療体制の整備に努めること。
　　　妊婦に対してＨＩＶ検査を実施する場合には、検査前後のカウンセリングが特に重要となる。
　　　また、検査結果についてはプライバシー保護の観点から母子健康手帳に記載しないこと。
3　医療従事者に対する検査実施について
　医療従事者のＨＩＶ検査の実施に当たっては、あくまでも本人の同意のもとに任意で行い、結果についてのプライバシーの保護に十分配慮すること。
4　就学時、就職時のＨＩＶ検査の実施について
　ＨＩＶは日常生活においては感染しないことから、就学時、就職時のＨＩＶ検査は実施しないこと。

2 留意すべき労働者別の感染症対策

1 海外勤務者の感染症対策

はじめに

多くの日系企業が海外へ進出しており、それに伴い様々な健康問題が生じています。健康を維持する上で、慢性疾患の予防や管理、良好なメンタルヘルスの維持などは重要な項目になりますが、派遣される海外の国や地域によっては、感染症対策もまた重要な項目になってきます。本稿では、主に開発途上国や新興国で注意を要する感染症に関して、現状、予防、対策を中心に述べます。

1 海外渡航、海外進出に関する統計

1. 海外渡航者数

図1 [1)] に訪日外国人旅行者数および出国日本人数の推移を示します。2010年以降、出国日本人数は毎年1,600万人を超えており、2012年には最多の1,849万人となっています。また、訪日外国人旅行者数は2013年から毎年1,000万人を超えており、2015年は推計ですがこれまで最多の1,974万人に上っています。

図1 訪日外国人旅行者数・出国日本人数の推移

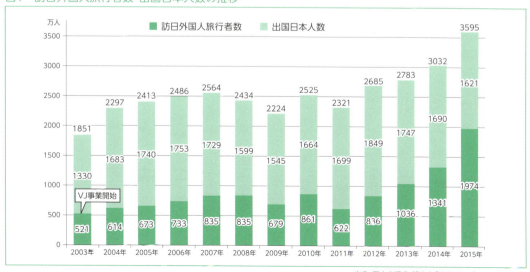

出典：国土交通省 観光庁「統計情報・白書」出入国者数

2. 海外在留邦人数

図2[2)]に海外の在留邦人数の推移を示します。在留邦人数は年々増加しており、2015年10月1日現在の集計で131万人を超え最多となっています。

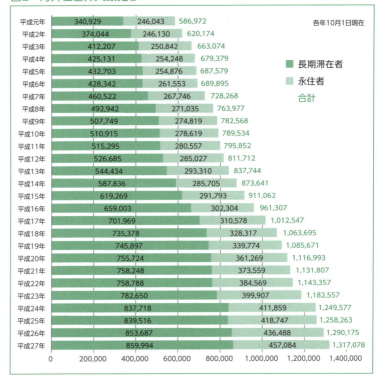

図2　海外在留邦人数推移

国別では図3[2)]に示すように、在留邦人数については、2015年10月1日時点で、米国（約42万人）、中国（約13万人）、オーストラリア（約9万人）、英国（約6万8,000人）、タイ（約6万7,000人）カナダ（約6万6,000人）の順となっています。

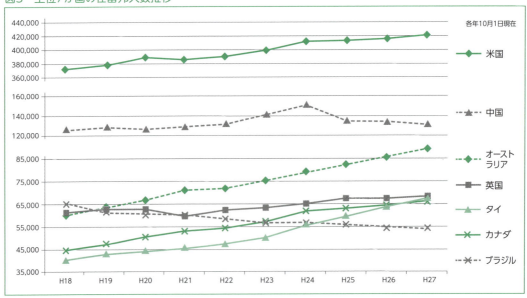

図3　上位7か国の在留邦人数推移

3. 海外の日系企業数推移

図4 [2)] に海外の日系企業数の推移を示します。2015年10月1日現在の集計で、在外日系企業の総数は7万拠点を超え過去最高の数字となっています。

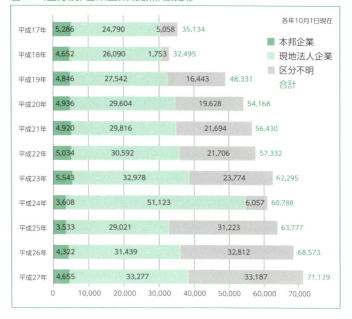

図4　（区分別）日系企業（拠点）数推移

また、国別の日系企業数の推移を図5 [2)] に示します。中国に日系企業全体の約47％、ついで米国に約11％、3位はインドで約6.1％（4,315拠点）となっており、特にインドの日系企業数が年々大幅に増加しています。

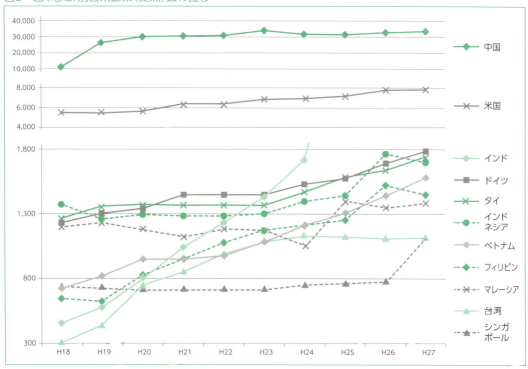

図5　国（地域）別日系企業（拠点）数の推移

2　海外赴任・出張の準備

1. 健康診断

　労働安全衛生規則第45条の2に記載されているように、労働者を本邦外の地域に6月以上派遣しようとするとき、および、本邦外の地域に6月以上派遣した労働者を本邦の地域内における業務に就かせるときは、所定の項目について医師による健康診断を行わなければならない（同規則を引用し改編）、ことになっているので、事業者側はその規則をしっかり守らなければなりません。また、事業者によっては派遣期間や派遣先によって、一時帰国の際の健康診断や人間ドックの制度を有しています。派遣前、派遣中、派遣後の全派遣期間を通して、健康診断の体制を構築していくことが重要です。また、健康診断において何らかの異常がみつかった際には、必要な精密検査を受け、派遣に関して最終的に医師の同意を得ることが必要です。また、通常の健康診断には歯科受診は含まれていませんので、派遣前の早い時期に歯科を受診し、治療が必要な場合は治療を終了させることも大事なことです。

2. 企業内での派遣前研修

　各企業において駐在者や長期出張者に対して、医療ガイダンスを含めた派遣前研修が行われると思いますが、特に開発途上国や新興国に関する医療事情の情報提供や予防接種の勧めは重要な研修内容です。派遣前研修においてどのくらいの時間を医療ガイダンスに充てられるかは企業間で異なるでしょうが、やはり1時間程度は必要です。派遣前の医療ガイダンスとしては、具体的に以下の内容を盛り込むことをお勧めします。

① 予防接種の推奨

　派遣される国や地域あるいは派遣期間によって、必須のワクチンや推奨されるワクチンが存在しますが、経費の問題もあり対応は企業によって異なります。表1 [3] に厚生労働省検疫所で紹介されている渡航先別の推奨ワクチンを示します。

　表1には国内で認可されているワクチンのみが掲載されていますが、腸チフスワクチンや青年期用3種混合ワクチン（Tdap：破傷風・ジフテリア・百日咳の混合ワクチン）など、本邦ではまだ認可されていないワクチンの接種が必要な場合もあります。また、JICA（国際協力機構）の「予防接種のご案内」[4] も、必要なワクチンが国別に分かれており非常に有用です。表2 [5] に各ワクチンの接種スケジュールを示します。

　これらの予防接種は、国内各地のトラベルクリニックなど、渡航医学を専門にしている医師が在籍している医療機関での接種を強く勧めます。例えば、日本渡航医学会の「トラベルクリニックリスト」[6] などは非常に有用です。

表1 海外渡航で検討する予防接種の種類の目安

地域及び滞在期間		黄熱	ポリオ	日本脳炎	A型肝炎	B型肝炎	狂犬病	破傷風
東アジア	短期				○			
東アジア	長期			○	◎	○	○	◎
東南アジア	短期				○			
東南アジア	長期			○	◎	○	○	◎
南アジア	短期				○			
南アジア	長期		○	○	◎	○	○	◎
中近東	短期				○			
中近東	長期		○		◎	○	○	◎
太平洋地域	短期				○			
太平洋地域	長期				○	○	○	◎
オセアニア	短期							
オセアニア	長期							◎
北アフリカ	短期				○			
北アフリカ	長期		○		◎	○	○	◎
中央アフリカ	短期	●			○			
中央アフリカ	長期	●	○		◎	○	○	◎
南アフリカ	短期				○			
南アフリカ	長期		○		◎	○	○	◎
北・西ヨーロッパ	短期							
北・西ヨーロッパ	長期						○	◎
東ヨーロッパ	短期							
東ヨーロッパ	長期		○		○	○	○	◎
南ヨーロッパ	短期							
南ヨーロッパ	長期				○	○		◎
ロシア	短期							
ロシア	長期							
北米	短期							
北米	長期						○	◎
中南米	短期	●			○			
中南米	長期	●			◎	○	○	◎

出典:厚生労働省検疫所(FORTH)「海外渡航のためのワクチン」

●:黄熱に感染するリスクがある地域
◎:予防接種をおすすめしています
○:局地的な発生があるなど、リスクがある場合に接種を検討してください

【注意】長期とは、およそ1か月以上の滞在する場合です。冒険旅行は短期であっても長期に含めます。

表2 ワクチンの接種スケジュール

A型肝炎(国産)	計3回、初回接種後2〜4週(2回目)、初回接種後24週(3回目)
A型肝炎(輸入)	計2回、初回接種後6〜18月(2回目)
B型肝炎	計3回、初回接種後4週(2回目)、初回接種後20〜24週(3回目)
破傷風	計3回、初回接種後3〜8週(2回目)、初回接種後6月以上(標準12〜18月、3回目)
狂犬病(国産)	計3回、初回接種後4週(2回目)、6〜12月後(3回目)
狂犬病(輸入)	計3回、初回接種後1週(2回目)、初回接種後3週または4週(3回目)
日本脳炎	計3回、初回接種後1〜4週(2回目)、初回終了後おおむね1年(3回目)
不活化ポリオ	計4回、3週以上の間隔で3回、初回免疫終了後6月以上(標準12〜18月、4回目)
インフルエンザ	6月以上13歳未満は2回、初回接種後2〜4週後(4週が望ましい、2回目) 13歳以上は1回または2回、初回接種後1〜4週後(4週が望ましい、2回目)
黄熱	1回
腸チフス(不活化)	1回
髄膜炎菌	1回

出典:宮城 啓, 予防接種 ①開発途上国赴任(短期出張、長期赴任); II. 渡航前健康相談 実地医家のための渡航医療. 診断と治療, 2014 Vol.102 No.4

② 現地の医療情報の提供

　また、海外へ出張・赴任する方にとって、現地の医療情報は必要不可欠なものであり、下記のサイトの活用を勧めます。

ア) 外務省「世界の医療事情」[7]：在外に勤務する日本人の医務官の先生方が、自分の足を使って入手した、生きた医療情報を掲載しています。海外現地の日本語の医療情報としては最新であり、また最良です。

イ) 厚生労働省検疫所(FORTH)「海外で健康に過ごすために」[8]：世界各地で発生している感染症の情報をいち早く掲載しており、また、目的地を地図上でクリックすることでその国の医療情報を得ることができるので、非常に使いやすい有用な情報源です。

ウ) 世界保健機関(WHO)[9]：世界各地で発生しているアウトブレイクや流行している感染症の情報が英語で記載されています。また、ビデオでも医療情報を発信しているので、視覚的にも理解することができ有用な情報源です。同サイトは、英語のほか、中国語、フランス語、ロシア語、スペイン語の合計5か国語で記載されているので、社員が派遣されている海外現地にて、そこの国の方々と情報を共有することが可能になります。また、International travel and health [10] では世界各地で発生している感染症の情報が、地図とともに提供されています。

エ) 米国疾病予防管理センター(CDC)[11]：本サイトでは米国CDCから発信される世界各地の医療情報を入手することができます。また、同センターが発行しているHEALTH INFORMATION FOR INTERNATIONAL TRAVEL [12]（通称Yellow Book）は、渡航医学の分野において世界で最も頻用されている書物の1つであり、大変わかりやすく実用的な情報源です。

　以上のように、中小規模事業場であれば上記の書物やインターネットで入手可能な情報源を活用することをお勧めしますが、ある程度体制の整った一定規模以上の企業では、現地の医療情報の提供において最も理想的なあり方は、上記に加えて、会社の産業医や産業保健師などの医療従事者が、実際に現地の医療機関を視察し、そこの職員と意見交換や情報交換を行うなどして、当事者側が自ら状況を確認してくることだと思います。例えば、筆者らは海外現地の1つであるインドにおいて、過去数年間、産業保健師や産業医が現地の医療機関を視察し、その情報を現地の社員、あるいはこれから現地へ赴く社員へ還元しています[13]。

③ 慢性疾患の内服薬の持参

　薬剤の種類によっては長期分の処方が可能なものがあります。経過が安定している場合には、

可能な限りの長期分の処方を依頼するなど、主治医によく相談してみてください。

④ 英文の診療情報提供書の作成依頼

病状の経過に変化がある方はもちろんですが、病状経過が安定している方でも、主治医に診療情報提供書を英文で記載してもらうことは大変重要なことです。万が一海外現地で持病による症状が出現した場合に、病状を急に外国語で説明することは容易ではないため、そのような緊急時のことも考慮し、ぜひ主治医に英文の診療情報提供書の作成を依頼することを勧めます。その診療情報提供書には、病名、臨床経過、検査結果、投薬内容、アレルギー歴、入院歴などを記載してもらうといいでしょう。

⑤ 医療アシスタンス会社、海外旅行傷害保険会社との契約

海外で、ある程度以上の診療の質を求める場合、医療費は一般的に想像以上に高くなることが多いです。本案件は個人レベルではなく、社員を派遣する会社側が安全配慮義務の一環として考えるべき事項です。医療劣悪国あるいは医療僻地で、派遣された社員の体調が悪くなった際、あるいは事故や災害などによって社員が外傷を負った際に、社員の診療に関してどのように対処していくか、あらかじめ方針を決めておくことは非常に大切なことです。その国で診療を受けるべきか、あるいは一刻でも早くその国を出て医療先進国へ社員を搬送すべきか、また、一般商用航空機に搭乗可能か、あるいは医療搬送用専用機を依頼すべきか、など、様々な問題が生じてきます。そういった場合に、もし会社側が会社単位で、医療アシスタンス会社や海外旅行傷害保険会社と契約を結んでいたとすれば、診療に関してよりスムーズにサポートを受けることができます。医療アシスタンス会社によっては医療搬送用専用機を有している場合や、現地での医療通訳のサービスを提供している場合もあります。実際に、その患者さんの緊急搬送のためだけに医療専用機が手配されることもあります。一方で、会社側がそういった医療アシスタンス会社などと契約していない場合には、何らかの形で海外旅行傷害保険などに加入することを勧めます。出張・赴任前に時間がない場合でも、日本出国時の空港などで加入が可能です。例として、写真1に筆者が2015年9月に中部国際空港（セントレア）国際線の搭乗手続きカウンター近くで撮影した、海外旅行傷害保険各社の自動販売機を紹介します。

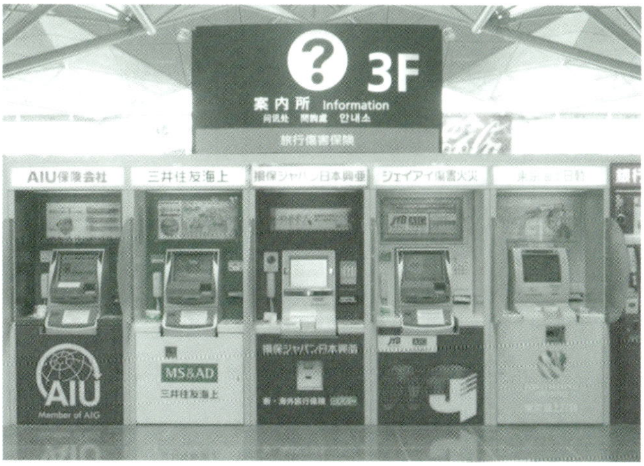

写真1　海外旅行傷害保険の加入（中部国際空港国際線 2015年）

3 海外出張・赴任に必要な主なワクチン

1. A型肝炎ワクチン

図6[10)]に示すように、A型肝炎は一部の先進国を除く世界のほとんどの国々で接種が必要なワクチンです。ワクチンには国産製剤（3回接種で5年以上の効果）と、海外製剤（2回接種で20年以上の効果）が存在します。両製剤とも規定通りの接種でほぼ確実に抗体陽性化が得られます。本邦においても図7[14)]に示すように、年間100〜400名以上の患者の報告数があり、ほとんどが国内での感染例です。ちなみに米国ではA型肝炎ワクチンは子供の定期予防接種の1つになっており、近年A型肝炎患者の報告数が減少しています[15)]。

図6　A型肝炎のリスクがある国や地域

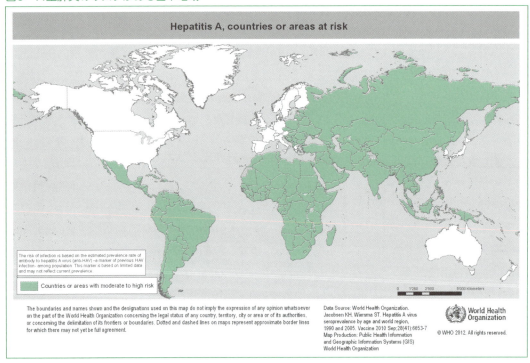

図7　A型肝炎患者報告数の推移、2009年第1週〜2014年第48週 (感染症発生動向調査：2014年12月3日現在報告数)

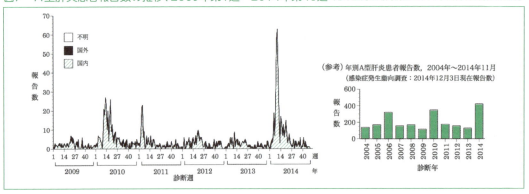

2. B型肝炎ワクチン

　WHOに加盟している194か国のうち183か国（94.3％）において定期接種の1つになっているワクチンですが、本邦でもようやく2016年10月から定期接種に組み込まれることになりました。図8[10]に示すように、本邦を含めて多くの国々がB型肝炎に関して中等度〜高度のリスクを有しています。特に海外では、輸血、不衛生な医療器具の使用、刺青、ピアス入れ、性行為などにより感染する可能性があるため、渡航前に接種すべきワクチンの1つになります。

図8　B型肝炎のリスク（中等度〜高度）がある国や地域

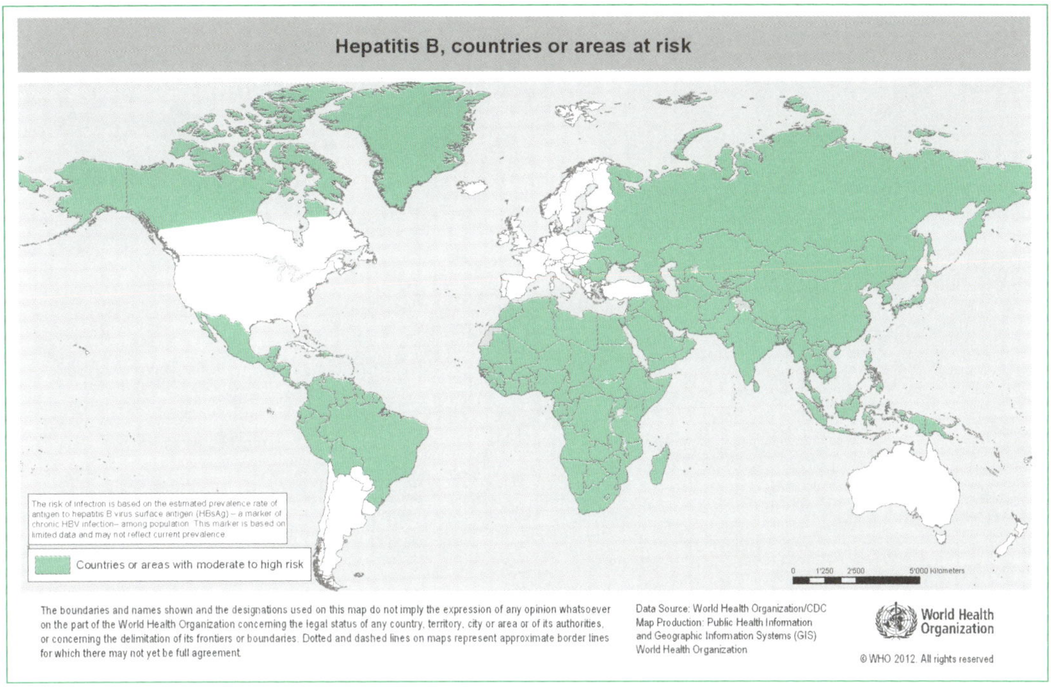

3. 破傷風トキソイドまたはTdap
（青年・成人用3種混合ワクチン：破傷風・ジフテリア・百日咳の混合ワクチン）

　破傷風トキソイド（あるいはTdap）は、A型肝炎ワクチンと同様、海外渡航者用ワクチンとして非常に重要であり、すべての渡航者において接種が望まれます。本邦においても年間100名以上の破傷風の患者の報告があります[16]。本邦では1969年（昭和44）4月以降はDPTワクチン（破傷風・ジフテリア・百日咳の混合ワクチン）で接種されており、その場合成人での追加接種もTdapが望ましいです。一方、1969年4月以前は、破傷風トキソイドは定期接種として使用されていないため、その年代の生まれの方は破傷風トキソイドやTdapを3回接種する必要があります。

4. 日本脳炎ワクチン

　図9[10]に日本脳炎のリスクがある国や地域を示します。西はパキスタンの一部まで、南はオー

ストラリアの北部まで、東はパプアニューギニアまでが感染の危険がある地域になります。一般的にはリスクがある地域に1か月以上滞在される方に接種を勧めますが、1か月未満の滞在であっても、農村部での積極的な戸外活動を行う渡航者などにはワクチン接種を勧めます。

図9　日本脳炎のリスクがある国や地域

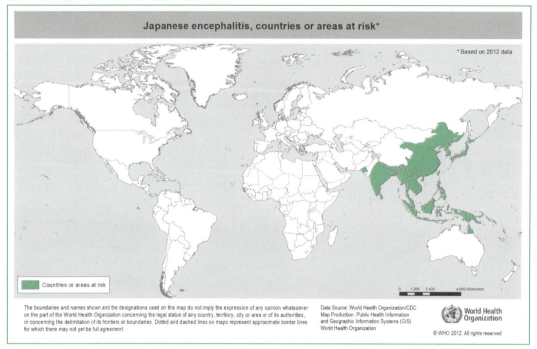

5. 狂犬病ワクチン

図10[10)] に狂犬病のリスクがある国や地域を示します。発症するとほぼ死亡する恐ろしい疾患です。世界で年間約55,000名以上の死亡報告がありますが、その中でもインドをはじめとした南アジア地域が高リスク地域です。曝露前（渡航前）接種に関して本邦の接種スケジュールは他国と違いますが、通常、世界標準の接種スケジュールとして、初回―2回目―3回目は、Day 0, 7, 21 or 28 で接種します。また、狂犬病ワクチンは海外の渡航先によっては曝露後接種で対応すればいい、という考え方もありますが、次のことから可能な限り曝露前接種を勧めます。曝露後つまり動物との接触後の予防接種は、曝露日から予防接種を開始すればよいことになっていますが、皮膚を貫くような受傷などのカテゴリーⅢの場合には、狂犬病ワクチン以外に、ヒト抗狂犬病免疫グロブリンの接種が必要になります。ただし、このヒト抗狂犬病免疫グロブリンは、国によっては大都市においても入手が困難な場合があります。一方で、あらかじめワクチンを曝露前として3回接種している場合には、たとえカテゴリーⅢの受傷であっても、この免疫グロブリンの接種は不要になります。このような理由もあり、渡航前に曝露前接種として狂犬病ワクチンを3回接種することを勧めています。

図10 狂犬病のリスクがある国や地域

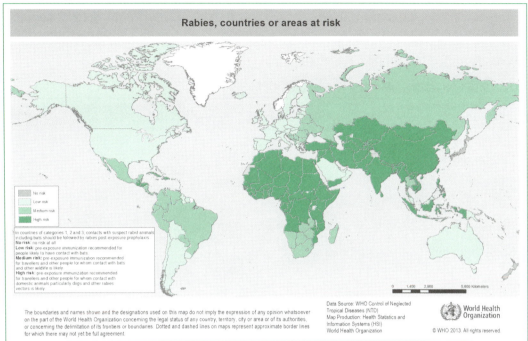

6. 腸チフスワクチン

図11[17)] に腸チフスの感染リスクに関する地理的分布を示します。南アジア、東南アジアが高度の感染地域となっているため、同地域に関しては短期の滞在であっても接種を勧めるワクチンです。ただ、腸チフスワクチンに関しては国内認可ワクチンが存在しないため、海外からの輸入ワクチンを取り扱っているトラベルクリニックでの接種になります。

図11 腸チフスの地理的分布 (文献17を改編)

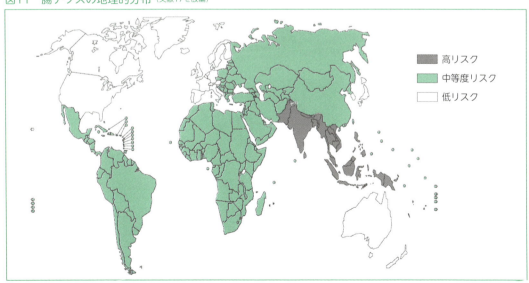

7. 髄膜炎菌ワクチン

髄膜炎菌ワクチンは国内認可ワクチンと海外製剤ワクチンが存在します。図12 [10)] に示される高度流行地域（髄膜炎ベルト）への渡航者、サウジアラビアのメッカへの巡礼者、米国留学に伴う寮での生活者などに接種が勧められます。

図12　髄膜炎菌性髄膜炎の高リスク国・地域（2014年）

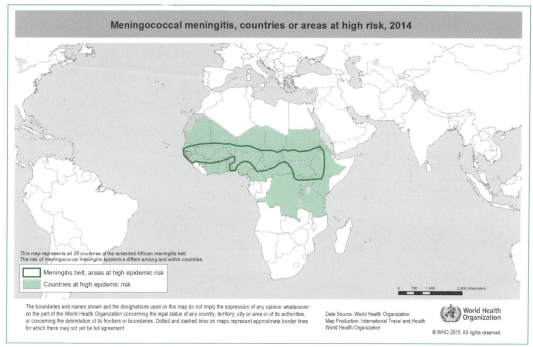

8. 黄熱ワクチン

図13 [18)] に黄熱ワクチンの接種を推奨する地域を示します。日本国内では黄熱ワクチンは全国の検疫所を主体とした26か所のみで接種が可能です。これまで黄熱ワクチンの有効期限は接種後10年となっていましたが、2016年7月11日より、接種後の有効期限は"生涯有効"に変更になったため、追加接種は不要になりました。

図13　黄熱予防接種の推奨地域（2014 WHO）

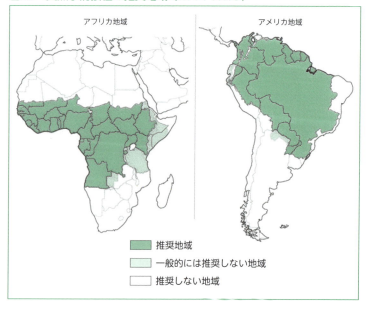

4 写真で見る海外の医療事情

　筆者がこれまで活動を行ってきた海外現地の医療事情を写真集として提示します。開発途上国や新興国では日本と違い、大都市と地方では受けられる医療の質に大きな格差があります。地方都市に勤務する社員に何らかの健康問題が生じた際は、大きな都市の医療施設へいつでも移動できるように常に準備しておくことを勧めます。さらに、病状が悪化した際のことも考慮し、日本への直行便が存在する都市への移動も考えておく必要があります。

写真2　ブラジルで購入可能な忌避剤（2015年）

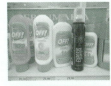

写真3　タイやシンガポールの空港で購入可能な忌避剤（2012年）

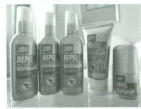

バンコクの国際空港4F
薬局　BOOTS
DEET 50%入り
約600円

シンガポールの
国際空港
DEET 25%入り

写真4　香港の空港で購入可能な忌避剤（2016年）

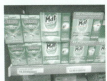

香港の国際空港　DEET　25%入り　約700円　Johnson

写真5　インドで購入可能な忌避剤（2016年）

DEET 12%　　20%　　50%

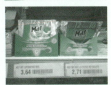

（90円～200円）

写真6　インドのデリーの国際線空港で購入した
　　　　抗マラリア薬（2014年）

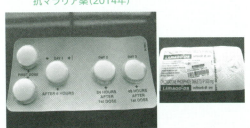

抗マラリア薬のクロロキン。処方箋なしで購入。
1錠500mg　3日分 5錠で 8ルピー（14円）インド製

写真7　インドのデリーの国内線空港で購入した薬剤（2015年）

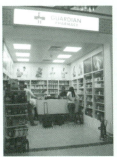

解熱鎮痛剤　アセトアミノフェン 500mg
1錠 2.1円 処方箋なし

抗菌剤　レボフロキサシン 500mg
1錠　19円 処方箋なし

写真8 コレラ患者の皮膚の turgor の低下
　　　（バングラデシュ ICDDR, Bにて、1998年）

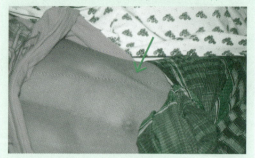

写真9 コレラ病棟のコレラコットと水様便
　　　（バングラデシュ ICDDR, Bにて、1998年）

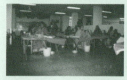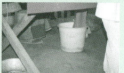
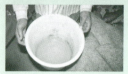

写真10 Hospital Santa Cruz（ブラジルのサンパウロ、2015年）

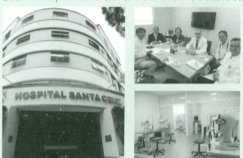

写真11 Enkyo 援協リベルダージ医療センター
　　　（ブラジルのサンパウロ、2015年）

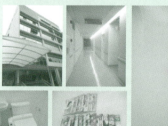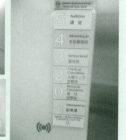

写真12 Samitivej Sukhumvit Hospital（タイのバンコク、2011年頃）

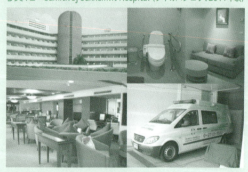

写真13 インドの首都圏の病院（2012年-2014年）

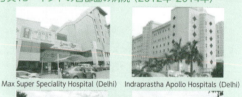

Max Super Speciality Hospital (Delhi)　　Indraprastha Apollo Hospitals (Delhi)

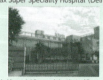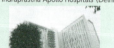

Fortis Memorial Research Institute (Gurgaon)　　Medanta the Medicity (Gurgaon)

写真14 Fortis Memorial Research Institute
　　　（インドのグルガオン、2013年）

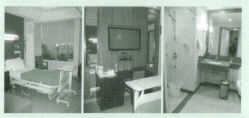

個室（スタンダードルーム）

写真15 Mishra Nursing Home の個室入院部屋
　　　（インドの僻地シディ市の個人病院、2012年）

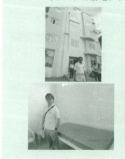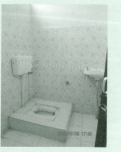

写真16　アフリカのマラウイのンコタコタ県にて（2008年頃）

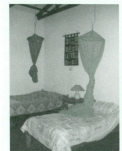

手前の蚊帳：筆者が使用した長期残効型の防虫剤処理蚊帳
奥の蚊帳：宿舎所有の通常の蚊帳

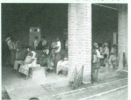

村のヘルスセンターで診療を待つ人々

写真17　ラオスのカムワン県のヘルスポスト（2008年頃）

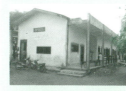 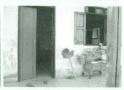

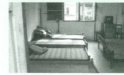

写真18　フィリピンのマニラ首都圏にある St. Luke's Medical Center-Global City（2011年）

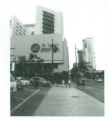 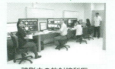

読影中の放射線科医

救急室

写真19　フィリピンのマニラ首都圏にある San Lazaro Hospital（2009年）

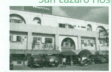 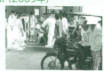

国立の感染症専門病院（1557年設立）　　救急外来のトリアージ部門

デング熱患者病棟と患者の発疹：同病院は年間7,000名以上のデング熱患者の入院がある

写真20　交通事故

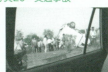 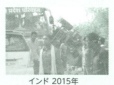

インド 2016年　　インド 2015年

マラウイ 2010年頃

おわりに

　筆者のように会社に属する医療従事者は、海外業務に関しては、「社員が健康で海外出張・赴任にでかけ、仕事を無事に終え、健康な状態で帰国する」を目標に、日々の業務を行っています。一口に海外といってもインフラストラクチャーが整っている先進国から医療事情が劣悪な開発途上国まで多岐に渡ります。日本国内では想像もつかないような環境が現地には存在しますが、世界90か国以上で活躍する外務省医務官や、各国で在留邦人を対象に診療業務を行っている日本人医師や、国内勤務の各社産業医の先生方と情報交換を行うことで、かなりの有益な現地の

医療情報を入手することが可能です。海外へ派遣される社員の健康をより高いレベルで維持するためには、そのような国内・国外を問わない、また会社間の枠にとらわれない、医療従事者間の横のネットワークが非常に重要です。また、海外現地からの帰国者で熱帯感染症を疑う際も、自施設だけでは解決できない場合も多く、例えば輸入感染症診療に関して全国56施設を掲載している日本渡航医学会の「帰国後診療機関リスト」[19]を利用するなど、各学会を通したネットワークも重要です。

そして、海外勤務者の感染症対策で何よりも大事なことは、できるだけ社員1人1人に声をかけ、日頃から社員を知る姿勢を保ち、海外現地の社員に寄り添った医療サポートを実施していくことだと思います。

【 参考文献 】

1) 国土交通省　観光庁　「統計情報・白書」　出入国者数
   http://www.mlit.go.jp/kankocho/siryou/toukei/in_out.html　（2016年7月7日アクセス）
2) 外務省領事局政策課　「海外在留邦人数調査統計(Annual Report of Statistics on Japanese Nationals Overseas)平成28年要約版」(平成27年(2015年)10月1日現在)　http://www.mofa.go.jp/mofaj/files/000162700.pdf （2016年7月7日アクセス）
3) 厚生労働省検疫所(FORTH)「海外渡航のためのワクチン」
   http://www.forth.go.jp/useful/vaccination.html （2016年7月7日アクセス）
4) JICA(国際協力機構)「予防接種のご案内」　http://www.jica.go.jp/volunteer/qualifier/short/training_short/pdf/shiryo_07_01.pdf （2016年7月7日アクセス）
5) 宮城　啓. 予防接種　①開発途上国赴任(短期出張、長期赴任):Ⅱ. 渡航前健康相談　実地医家のための渡航医療. 診断と治療, 2014 Vol.102 No.4
6) 日本渡航医学会　「トラベルクリニックリスト」　http://jstah.umin.jp/02travelclinics/index.html （2016年8月31日アクセス）
7) 外務省　「世界の医療事情」　http://www.mofa.go.jp/mofaj/toko/medi/index.html （2016年7月7日アクセス）
8) 厚生労働省検疫所(FORTH)「海外で健康に過ごすために」　http://www.forth.go.jp/ （2016年7月7日アクセス）
9) World Health Organization　http://www.who.int/en/ （2016年7月7日アクセス）
10) World Health Organization　「International travel and health」　http://www.who.int/ith/en/ （2016年7月7日アクセス）
11) Centers for Disease Control and Prevention　http://www.cdc.gov/ （2016年7月7日アクセス）
12) Centers for Disease Control and Prevention　「Travelers' Health」　http://wwwnc.cdc.gov/travel/page/yellowbook-home-2014 （2016年7月7日アクセス）
13) 宮城啓, 松原祐一, 長部雅之. インド出張者に対する医療支援. 日本渡航医学会誌, 2015:9:26-7
14) 国立感染症研究所(IASR)「A型肝炎」2010年～2014年11月現在
    http://www.nih.go.jp/niid/images/iasr/36/419/graph/f4191j.gif （2016年7月7日アクセス）
15) 横浜市衛生研究所　「A型肝炎について」　http://www.city.yokohama.lg.jp/kenko/eiken/idsc/disease/hav1.html （2016年7月7日アクセス）
16) 国立感染症研究所　「発生動向調査年別報告数一覧(全数把握)五類感染症(全数)」
    http://www.nih.go.jp/niid/ja/survei/2085-idwr/ydata/5673-report-ja2014-30.html （2016年7月7日アクセス）
17) Crump JA, Luby SP, Mintz ED. The global burden of typhoid fever. Bull World Health Organ. 2004;82(5):346-53
18) 厚生労働省検疫所(FORTH)「海外で健康に過ごすために　黄熱について」　http://www.forth.go.jp/useful/yellowfever.html （2016年7月7日アクセス）
19) 日本渡航医学会　「帰国後診療医療機関リスト」　http://jstah.umin.jp/03posttravel/index.htm （2016年8月31日アクセス）

（宮城　啓）

2 留意すべき労働者別の感染症対策

外国人労働者の感染症対策

重要ポイント

- ☑ 外国人労働者は日本社会を構成する一員です。外国人労働者が安全で健康的な労働生活を送ることは、グルーバル化し多民族共生社会が進むわが国において重要です。

- ☑ 出生地とこれまでの移住の履歴を知ることは、外国人労働者の感染症対策を行う上で、また、最適な産業保健サービスを提供するために重要です。

- ☑ カナダのPottieらによって「科学的根拠に基づく移民と難民のための臨床ガイドライン」が公開されていて、感染症スクリーニングなどの参考になります。

- ☑ 産業保健スタッフとしては、外国人労働者の感染症対策については、結核の対応がもっとも優先されます。

- ☑ 外国人労働者には、日本の医療の水準に沿って診断、治療し、産業保健サービスを提供します。

はじめに

　外国人労働者は現在、多くの国で増加しています。外国人労働者の特徴的な疾患として、多くの産業保健スタッフが思い当たるのが感染症かもしれません。しかし、日常の業務のなかで寄生虫疾患等の開発途上国に特有の感染症に出会うことはそれほど多くないでしょう。むしろ、結核・HIV等の日本で遭遇する感染症について、出身国の有病率が高いことに注意が必要です。また、出身国の相違は、疾病への知識や対処方法の考え方、衛生概念、保健医療サービスの相違など、文化的背景の相違とつながります。外国人労働者の就業環境の相違が、職域における感染症を含む疾病の発見や対応、また予防施策に大きな影響を与えます。したがって、外国人労働者の感染症対策では、「国際化（グローバル化）」と「移民」に関連した諸課題について理解することで、その実務におおいに役立ちます。

　グローバル化とは人と物と情報が国境を越える現象です。日本国内におけるグローバル化はめざましく、地域社会は確実に多国籍化・多民族化しています。コンビニで中国籍、ベトナム籍等のレジ担当の労働者をよくみかけ、居酒屋でも東アジア出身のウェイター、ウェイトレスに注文をお願いすることも増えました。静岡県浜松市や群馬県太田市の日系ブラジル人のコミュニティ、東京都江戸川区の西葛西にはインド系の移住労働者のコミュニティがあるなど、地域

に特徴的な状況もあります。日本では1980年代以降、外国人労働者が急増した時代を経て、定住化の進展と永住権や日本国籍の取得者の増加を踏まえると、「外国人」よりも、移住歴を背景にもつ数世代からなる「移民」という概念のなかで、外国人労働者の所属する「移民コミュニティ」を考慮して、感染症を含む医療対応を行う時代となっています。

グローバル化によって感染症も国境を越えます。2010年には2億人以上の人々、世界人口の3.1%が移民目的で国境を越えています[1]。シンガポール、イスラエル、ヨルダンは人口の40%以上が移民です。オーストラリア、カナダ、スイスでは、人口の20%以上、米国、スペイン、ドイツ、フランス、英国では人口の10%以上が移民です。日本は2%弱です。移民として入国した人の健康評価には、標準化された国際スクリーニングプログラムはありませんが、諸外国にはいくつかの移民向けのプログラムが導入されています[2~4]。これらは、日本における外国人労働者の感染症対策を考える際に、参考にできるでしょう。

わが国には、外国人労働者に対して特別の感染症対策を実施するガイドラインはありません。外国人労働者が抱える、出身国の文化的背景、これまで受けてきた医療サービスの相違に目配りして、同じ日本の産業をささえている労働者として、リスクを評価し予防的対処をすべきです。今後も外国人労働者に対して、職場で適切に感染症対応を含む、労働者への産業保健サービスを提供することは、ますます重要になるでしょう。

本稿では、他国で生まれた人のケアや疫学に関する基本的な情報を整理し、日本における外国人労働者の実態と就労環境の課題、感染症対策の具体例について整理します。

1 外国人労働者の実態と健康課題

1. 日本における外国人労働者の実態

日本に滞在する外国人は、2015（平成27）年の法務省統計によると約223万人です[5]。このうち中長期在留者数は約188万人、特別永住者数は約35万人です。2008年のリーマンショックや2011年の東日本大震災の影響による一時的な減少はみられますが、この20年間で約100万人から約200万人へほぼ倍増しており、長期的に増加傾向です。なお特別永住者数（ほとんどが国籍が韓国・朝鮮）は長期的には減少しています。

外国人労働者数の正確な統計はありませんが、外国人労働者数も同様に増加傾向にあり、厚生労働省による外国人雇用状況の届出状況調査では、2015年10月末現在の外国人労働者数は約91万人にのぼっています[6]。届出の義務化以来、過去最高を更新しています。表1には2015年10月現在の届出状況の概要を示しました。

外国人労働者全体のうち約3人に1人は中国人で、次いでベトナム（12.1%）、フィリピン（11.7%）、ブラジル（10.6%）の3か国が続いています（図1）。また、外国人労働者が働く職場の特徴として、製造業が約3割、事業所規模では30人未満の事業所が最も多いことも指摘されています。外国人労働者が居住する地域は東京や愛知、神奈川、静岡、大阪などの工業地帯を持つ

大都市圏に限らず、一部の地方都市において、大企業の下請け、農業労働等で外国人が多く偏在する傾向も認められています。

表1 「外国人雇用状況」の届出状況まとめ（2015年10月現在）※1

- 外国人労働者数は907,896人で、前年同期比120,269人、15.3％の増加（2007年に届出が義務化されて以来、過去最高を更新）。
- 外国人労働者を雇用する事業所数は152,261か所で、前年同期比15,208か所、11.1％の増加（2007年に届出が義務化されて以来、過去最高を更新）。
- 国籍別では、中国が最も多く322,545人（外国人労働者全体の35.5％）、次いでベトナム110,013人（同12.1％）、フィリピン106,533人（同11.7％）、ブラジル96,672人（同10.6％）の順。対前年伸び率は、ベトナム（79.9％）、ネパール（60.8％）が高い。
- 在留資格別では、「専門的・技術的分野」の労働者が167,301人で、前年同期比20,005人、13.6％の増加。また、永住者や永住者を配偶者に持つ人など「身分に基づく在留資格」は367,211人で、前年同期比28,521人、8.4％の増加。

※1 届出の対象は、事業主に雇用される外国人労働者。特別永住者、在留資格「外交」・「公用」の者を除く。雇用対策法に基づき、外国人労働者の雇用管理の改善や再就職支援などを目的とし、すべての事業主に、外国人労働者の雇入れ・離職時に、氏名、在留資格、在留期間などを確認し、厚生労働大臣（ハローワーク）へ届け出ることが義務付けられている。

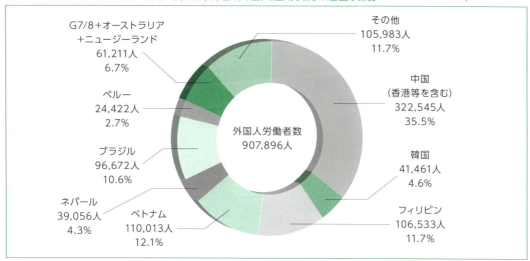

図1 国籍別外国人労働者の割合（厚生労働省「外国人雇用状況の届出状況」（平成27年10月末現在））

日本で働く在留資格別外国人労働者の割合については、「専門的・技術的分野の在留資格」が18.4％、「技能実習」が18.5％、「資格外活動（留学）」が21.2％となっているのに対し、「身分に基づく在留資格」が40.4％となっています（図2）。フィリピン、ブラジル及びペルーは「身分に基づく在留資格」の内訳では「永住者」が多くなっています。この外国人労働者数については、2008年に外国人雇用状況の届出が義務化されて以来、過去最高となっていて、この要因としては、政府が進めている高度人材外国人や留学生の受入れが進んでいることなどが考えられます。

図2　在留資格別外国人労働者の割合（厚生労働省「外国人雇用状況の届出状況表一覧」(平成27年10月末現在)）

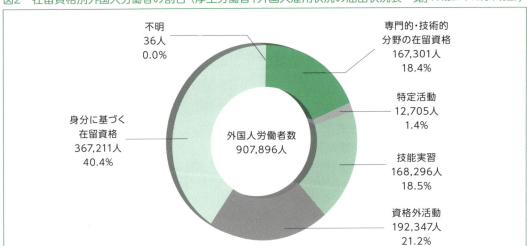

産業別にみると「製造業」が24.9％を占め、「卸売業、小売業」が16.8％、「宿泊業、飲食サービス業」が14.2％となっています（図3）。事業所規模別では、30人未満が全体の55.6％を占め、外国人労働者の半数以上が、産業医が選任されている産業保健サービスを受けられない事業所で働いています（図4）。

図3　産業別外国人雇用事業所の割合（厚生労働省「外国人雇用状況の届出状況」(平成27年10月末現在)）

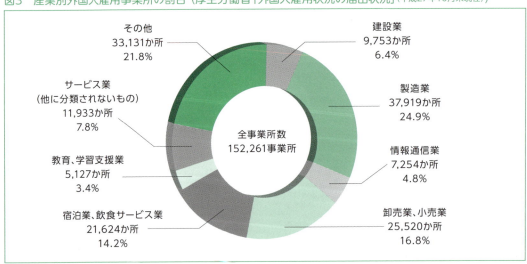

現在、東日本大震災の復興事業の更なる加速や、2020年東京オリンピック・パラリンピック競技大会の関連施設整備等による一時的な建設需要の増大が見込まれていますが、日本の建設産業の担い手については、2014年4月4日の関係閣僚会議における決定に基づき、まずは国内人材の確保に最大限努めた上で、緊急かつ時限的措置（2020年度で終了）として、建設分野において即戦力となり得る外国人材の受入れが2015年度初頭から開始されています。今後、外国人

労働者が多面的な分野で増加することが想像されますが、多くは中小規模事業場で雇用されていて、中小規模事業場での産業保健サービスのあり方と、外国人労働者の感染症対策の質の担保は、密接に関連しているといえるでしょう。

図4 事業場規模別外国人雇用事業場の割合（厚生労働省「外国人雇用状況の届出状況」（平成27年10月末現在））

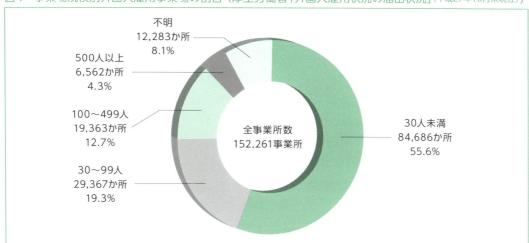

2. 外国人労働者の就労環境の課題

① 労働安全衛生管理体制

　労働関連性の災害や疾病が外国人労働者に多いかという点については、わが国における外国人労働者の継続的な労災・職業病統計が存在しないこともあり、実態の把握が困難です。いくつかの研究調査によると、外国人労働者の労災・職業病発生は、業種では製造業が圧倒的に多く、30人以下の従業員数の少ない事業所、事故の発生原因は「はさまれ・巻き込まれ」、「飛来・落下」、「切れ・こすれ」による事故が多いことが指摘されています[7]。これらの調査結果からは、外国人労働者に特徴的な労災・職業病の実態というよりも、むしろ小規模零細事業場で起こり得る基本的な安全対策の欠如が起因となる労災・職業病の発生様相と一致しており、産業安全保健の基本ルールに則った対策の充実が必要であることがわかります。また一方で、基本的な職場環境、安全対策の整備のみならず、外国人労働者に配慮した多言語での安全衛生教育や健康相談体制など、特別な対策も必要とされています。

　労働基準法第3条では「使用者は、労働者の国籍、信条又は社会的身分を理由として、賃金、労働時間その他の労働条件について、差別的取扱をしてはならない」と明記されています。しかし、多くの外国人労働者の置かれる労働環境は厳しく、労働災害が発生しても労災補償制度を適用しない事業者もいます。外国人研修生が労働者としての扱いを受けず、最低賃金以下で劣悪な寄宿舎生活を強いられている現状も社会問題化しています[8]。

② 保健システムの課題、法制度の整備と安定就労の課題

　就労ビザをもつ外国人労働者は、健康保険に加入し、日本人と同様の医療を受けることがで

きます。就労ビザを持たない非正規滞在労働者が医療機関にかかる場合は、全額個人負担となります。労働災害では、正規・非正規に関わらず、賃金が支払われていれば、すべての外国人労働者は、労災保険による治療と補償を受ける権利があります。しかし、その仕組みを知る外国人労働者は少なく、各国語に翻訳された労災保険制度の解説文書も多くはありません。

　日本で就労する外国人労働者は、そのビザにより就労状況が異なります。
① 就労目的で在留が認められる専門的技術分野に携わる労働者
② 身分にもとづき定住が認められる日系人と日本人配偶者を持つ労働者
③ 技能実習生、経済連携協定（EPA）にもとづく看護師等特定活動を行う労働者
④ 留学生のアルバイト等資格外活動を行う労働者
⑤ 非正規滞在労働者（オーバーステイ）
⑥ 興業ビザのため労働者として扱われない労働者

　などに分類できます。日本政府は専門的技術分野にあたる高度な技能職の積極的受入れを目指していますが、実態は、多くの労働者は母国での仕事とは異なった単純労働に従事しています。外国人技能実習制度は2010年に改正され、研修生の労働者性について一定の改善が行われましたが、団体管理型受入れによる外国人研修生・実習生の就労状況は依然不安定で、研修目的と異なった就労、低賃金、長時間労働、宿舎環境などの多くの問題点を抱えています。

3. 外国人労働者の健康課題

　外国人労働者は、健康問題に関して多くの点で日本人と異なります。外国人労働者は異なる言語、文化であることに加え、これまで暮らしていた地域や国の保健システムや治療指針、予防接種の違い、大気汚染や気候などの違いによる環境曝露の違いなどが、外国人労働者の健康に影響を与えています。

　特定非営利活動法人国際保健協力市民の会（略称：シェア）が行った「在日外国人結核検診・健康相談会」の報告では、外国人労働者の自覚症状は、頭痛、疲労感、腰痛、咳、不眠などが多く、結核検診では5,147名中16人（10万対311）に活動性結核を認めていたとされています。高血圧、糖尿病、高脂血症などの生活習慣病に罹患している外国人労働者も相当数おり、日本人と同様の対応が必要となります。これまでの国内での対応経験から、外国人労働者の感染症では特に、B型肝炎、結核、HIVに注目が集まっています。また、外国人労働者に対しては、出身地の情報に基づき「日本に来て何年なのか」、「どのコミュニティに参加しているか」を踏まえて治療に当たり、移民に対する最初のステップは、「どこで生まれ、どこを経由して日本にきたか」を確認することでしょう。

2　外国人労働者の感染症対策

1. 移民と健康スクリーニング

　移民に対する健康スクリーニングは、移民を受け入れている多くの国で一般的に行われてい

ます[1]。わが国では移民が少ないこともあり、一定の基準をもって健康管理などを導入しているのは一部の多国籍企業に限られるでしょう。将来的には、移民の受入れ者の増加や、外国人訪日者数の増加によって、必然的に外国人労働者数も増加が続き、産業保健現場における何らかのガイドラインが作成される可能性があります。その際、諸外国のガイドラインが参考になります。

例えば、カナダのPottieらによって作成された「科学的根拠に基づく移民と難民のための臨床ガイドライン」が公開されています[2]。表2には、このガイドラインのうち感染症に関わるものを示しました。なお、オーストラリア、英国、米国を含む多くの国は、移民に対するスクリーニングガイダンスを提供しています[3],[4]。表3には、キーストンの教科書の移民の章で触れられている「移民に対するスクリーニング検査」で取り上げられている項目を示しました[1]。なお、最近、辻らにより米国における移民労働者の労働衛生対策の必要性がレビューされていて、参考になります[9]。米国では、健康格差の視点から取り組まれ、感染症対策として、結核、HIVのスクリーニングなどが課題となっています。

表2　科学的根拠に基づく移民と難民のための感染症スクリーニングガイドラインの要旨(Poteeiら2011)[2]

麻疹、風疹、流行性耳下腺炎	● MMRワクチンの1回用量を使用して、予防接種の記録のないすべての成人の移民に予防接種する。 ● はしか、おたふく風邪および風疹のための年齢に応じた適切なワクチンを使用して、予防接種が不足しているか不確実な予防接種の記録を持つすべての移民の子供たちに予防接種を行う。
ジフテリア、百日咳、破傷風、ポリオ	● 破傷風、ジフテリアおよび不活化ポリオワクチンの主要なシリーズを使用して、予防接種の記録のないすべての成人の移民にワクチン接種（3回接種）を行う。初回には百日咳ワクチンを含める。 ● 年齢に応じた適切なジフテリア、百日咳、破傷風およびポリオのワクチンを使用して、予防接種が不足しているか予防接種の不確実な記録を持つすべての移民の子供たちに予防接種を行う。
水痘	● 血清学的テストを行わずにすべての13歳未満の移民の子供たちに水痘ワクチン接種を行う。 ● 熱帯諸国からのすべての13歳以上の移民や難民に対し水痘抗体の有無を検査し、感受性のある対象者にワクチン接種を行う。
B型肝炎	● アフリカ、アジア、東欧などの慢性B型肝炎ウイルス感染の血清陽性率が中程度または高である国(HBs抗原陽性が住民2％以上)からの大人と子供に対して、HBs抗原、HBc抗体、HBs抗体をスクリーニング検査する。 ● HBs抗原が陽性の場合、専門家へ紹介する。
結核	● 結核の発生率が高い国からの子供と20歳以下、および20〜50歳の難民は、カナダに到着後できるだけ早くツベルクリン反応検査を行う。 ● 検査結果が陽性である場合、活動性結核を除外した後、潜在性結核感染症を治療する。 ● イソニアジドを使用した場合、慎重に肝障害を監視する。
HIV	● HIV陽性率が1％を超える国からのすべての青年および成人（サハラ以南のアフリカ、カリブ海、タイの一部）に対して、HIVのためのインフォームドコンセントを得て、HIVの検査を行う。 ● HIV陽性の個人に対しては、HIV治療プログラムとテスト後カウンセリングを提供する。
C型肝炎	● C型肝炎ウイルスが3％以上の有病率（南アジア、西ヨーロッパ、北米、中米、南米を除く）を有する領域からのすべての移民や難民に対してC型肝炎抗体のスクリーニングを行う。 ● テスト結果が肯定的である場合、肝臓専門医を紹介する。
腸管寄生虫	● 糞線虫症：東南アジアやアフリカから到着した難民が糞線虫症の血清学的検査で陽性の場合は、イベルメクチンで治療する。 ● 住血吸虫症：アフリカから新たに到着した難民が住血吸虫の血清学的検査で陽性の場合は、プラジカンテルで治療する。

表3 移民に対するスクリーニング内容の例（トラベルメディスン）[1]

新規に入国した移民の評価と健康スクリーニング	出生地や経由地、年齢、性別、そのほかの特殊条件やリスクに応じて行う移民スクリーニング
● 医療曝露歴、移住の履歴 ● 身体診察所見（聴覚、視覚、歯科を含む） ● 血算、白血球分画 ● ツベルクリン皮膚テスト ● B型肝炎検査 ● 尿検査 ● 梅毒検査 ● HIV（青少年以降、適応あれば子供でも） ● 精神衛生面でのスクリーニング ● 年齢別予防接種	● C型肝炎 ● 糞線虫 ● 住血吸虫症 ● マラリア ● 消化管寄生虫 ● 鉛濃度 ● 糖尿病 ● 高血圧症 ● 妊娠 ● 避妊に関する希望 ● 子宮頸がん検査

2. 特に対応が必要な感染症

　外国人労働者がもつ感染症の課題は多様です[10]。本項では主に結核、HIV/AIDSを取り上げます。そのほか、腸管寄生虫として輸入感染症としての真菌症、コクシジオイデス症、住血吸虫症など、特別の輸入感染症も報告されており、帰国後の日本人に発症する場合と、流行地の外国人労働者に発症するものもあります。

① 結　核

　新規発生結核患者に占める外国人の割合は、20代で特に顕著と報告されています。国籍では中国、フィリピン、韓国・北朝鮮の順であり、治療中断や薬剤耐性など、多くの問題点も指摘されています[11),12)]。星野らは、わが国の在留外国人の結核について、就業状況別患者数と罹患率の推移を解析しています[11]。1998年以降の労働者と学生の患者数は増加傾向を示し、要因として母数としての労働者と学生の増加が推測されました。罹患率の推移は、労働者は不変で、学生と家事従事者は低下傾向にあり、罹患率の変化が患者数増加の要因ではなかったとしています。なお、罹患率低下の要因として、長期在留者の増加や出身国の罹患率の低下が推測されました。また、在留外国人の罹患率は低下傾向ですが、同じ就業状況の日本人の罹患率の数倍を示していて、患者の早期発見は重要な課題にかわりありません。例えば、学生、労働者（特に臨時・日雇い）、家事従事者に対する定期健診の普及や有症状時における医療機関受診の勧奨など、外国人労働者のコミュニティを活用した取り組みなどです。藤山らは、関西地区において外国人の結核を評価しており、中国人留学生が最も多いと推定しています。外国人が比較的多い都市である神戸市における、外国人結核の動向と課題について述べています[13]。また、出身国の結核蔓延状況の改善が、在留外国人の罹患率に影響する可能性があり、周辺国への対策支援による日本国内の外国人の結核対策への寄与が期待されます。

外国人結核患者は、医療機関受診が遅れたり、言葉の障壁から診断が遅れがちです[12]。また、治療中断が多いこと、薬剤耐性や肺外結核の困難例が多いことなどの問題があるとされます。豊田らは、外国人結核対策のレビューを行い、ほとんどの国で、外国人結核検診の対象は難民と報告しています[14]。こうした問題を解決するため、外国人集住地域での結核検診を健康相談と併せて実施する取り組みや、保健師の服薬指導に通訳を同行させるなどの取り組みが広がりつつあります[15]。

産業保健スタッフは、企業での定期健康診断の実施において、外国人労働者に対しての結核対策について注意深く対応するとともに、発見時の治療への対応、疫学調査への協力、また、早期発見や予防に向けての役割をとることができます。樋口らは、外国人集団における集団感染疑い事例にIGRA検査が有効で、積極的に活用すべきとしていることから[16]、企業における外国人労働者雇用の際に、産業保健スタッフから助言を行うことも有用でしょう。

② HIV/AIDS

HIV感染には未だに大きな偏見があり、守秘への懸念や検査結果の受入れなどの問題があり、検査や治療への大きな障壁があります[15]。HIVに関しては、移民に対して検査を要求する国も多かったのですが、最近は減少しています。前述のPottieのガイドラインでは、HIV陽性率が1％を超える国からのすべての青年および成人（サハラ以南のアフリカ、カリブ海、タイの一部）に対して、HIVのためのインフォームドコンセントを得て、HIVの検査を考慮するとされていますが、日本ではケースバイケースでしょう。むしろ、適切にHIV服薬治療が管理されていない状態で侵襲的な医療行為を行っているなど、特殊な場合のみ対応が必要で、そのほかは、個人への適切な医療助言が中心になるでしょう。

1990年代は、日本でのエイズ発症の3割程度が外国人で占められていました[15]。その後の日本人男性の流行が拡大し、新規報告に占める割合は1割程度に減少しています。HIV診療ではプライバシーが保護された治療環境や、高額となる治療費を減免する社会保障システムが不可欠であり、訓練された医療通訳を確保することや、外国人の医療制度を熟知した医療ソーシャルワーカー（MSW）との連携が重要となります[8]。産業保健スタッフは、その際に、コーディネーターとして外国人労働者と医療をつなぐ重要な役割を持つことができます。

3. 産業保健サービスの充実

産業医、産業看護職等の産業保健スタッフとして、対象企業に従事する外国人労働者に接する際、日本人の従業員と同じように対応することが望ましいのですが、日本語が十分でないことが多く、面接がうまくいかない場合もあります。あらかじめ問診フォーマットなどを活用することで、ご本人が抱えている健康課題を把握することができます。また、労働基準法、労働安全衛生法、労災保険法などの労働関連法令がすべての外国人労働者に適用されることも、事業主に助言できます。なお、各地域の産業保健総合支援センターでは、外国人労働者への支援などの調査研究や、地域に特徴的な支援方法のネットワークを通じた情報提供を行っているところ

もあり、積極的な活用が望まれます。

4. 外国人労働者のコミュニティや支援NGO等との連携

外国人労働者への健康支援では、労働環境だけでなく、生活環境全般の改善活動を重視します。その際、外国人労働者のコミュニティや支援NGO等との連携、医療関係者・病院関係者等のネットワークをつくり、外国人労働者の生活・労働改善を多面的に進めることが重要です[8]。居住、食生活、地域生活、子供の教育対策は、必要に応じて、地方自治体職員、栄養士、学校関係者等と連携します[8), 15)]。外国人労働者は、出身国や宗教上の共通性を媒介にして、広いコミュニティを作り上げています。職域での労働は、外国人労働者の生活の重要な一部ですが、すべてではありません。生活・労働全般を支える外国人コミュニティや、支援NGOの活動から学び、連携します。研修生や非正規滞在外国人労働者、エンターテイナー、性産業従事者など労働者として扱われにくい外国人労働者の健康管理や労災対策を行う場合、外国人労働者を受け入れている病院のMSWや、外国人労働者の安全衛生をサポートしているNGOと連携し、取り組むことも有用でしょう。

おわりに

外国人労働者は資本ではなく、人権を雇用していると考えるべきです。日本の社会保障制度や保健システムを無視した対応は、外国人労働者自身だけでなく、その家族や子供を含む移民コミュニティに悪影響を与えます。2006年3月、総務省から「多文化共生の推進に関する研究会報告書」が発表されました。この報告書では、医療・保健・福祉の取り組みについて、言語や習慣の違いに配慮した行政サービスを提供するように提言しています。その結果、多くの自治体で移民コミュニティ支援の取り組みが広がり、外国人労働者を取りまく環境も大きく変わってきています。

外国人労働者に対する産業保健サービスの提供は、受益者負担制度にもとづき、企業が責任を持つことが基本です。一部の繊維産業や、飲食業では、日本人は高額で雇えない、仕方ないので外国人労働者を雇用しているという企業もあります。しかし、安い賃金で働く外国人労働者を利用していると強い産業が育たない、弱い産業が生き残ってしまうことになります。そのため、健康管理一つとっても、外国人労働者の置かれている労働環境、その家族や子供の状況に、想像力を働かせ、産業保健スタッフが適切に助言を行うことで、外国人労働者の感染症対策にも資すると思われます。

【参考文献】

1) Barnett ED. Migration. In: MD JSK, editor. Travel medicine: Saunders; 2013. p. section 33.
2) Pottie K, Greenaway C, Feightner J, Welch V, Swinkels H, Rashid M, et al. Evidence-based clinical guidelines for immigrants and refugees. Canadian Medical Association Journal. 2011;183(12):E824-E925.
3) CDC. Summary Checklist for the Domestic Medical Examination for Newly Arriving Refugees 2012 [Available from: http://www.cdc.gov/immigrantrefugeehealth/pdf/checklist-refugee-health.pdf
4) England PH. Assessing new patients from overseas: migrant health guide 2014 [Available from: https://www.gov.uk/guidance/assessing-new-patients-from-overseas-migrant-health-guide#checklist-for-new-migrant-patients.
5) 法務省．平成27年末現在における在留外国人数について（確定値）2016 [Available from: http://www.moj.go.jp/content/001178165.pdf.
6) 派遣・有期労働対策部 外国人雇用対策課．「外国人雇用状況」の届出状況まとめ（平成27年10月末現在）．2016.
7) 毛利一平，吉川徹，酒井一博．非正規雇用の一典型としての外国人労働者における労災・職業病リスクの解明と参加型手法による予防対策の確立．厚生労働科学研究補助金労働安全衛生総合研究事業：平成21年度総括・分担報告書．
8) 仲尾豊樹．外国人労働者．産業安全保健ハンドブック，editor: 労働科学研究所出版; 2013.
9) 辻洋志、臼田寛、高橋由香、河野公一、玉置淳子．米国における移民労働者の労働衛生 ―先行研究の分析からみた現状と課題および取り組みについて―．産衛誌．2016;58(2):63-71.
10) 濱田篤郎．外国人診療における感染症（特集 プライマリ・ケアのためのよりよい外国人診療）‥（疾患の違いをどのように乗りこえるか）．治療．2006;88(9):2332_2336.
11) 星野斉之，大森正子，岡田全司．就業状況別の在留外国人結核の推移とその背景．結核．2010;85(9):697_702.
12) 沢田貴志．―在日外国人を取り巻く状況と課題 ②― 感染症―在日外国人の結核・HIV 対策の鍵を握るのは，ケア・サポートの充実．保健師ジャーナル．2006;62(12):1000-3.
13) 藤山理世．外国人結核患者の動向と結核医療の課題．公衆衛生．2013;77(4):292-6.
14) 豊田恵美子，伊藤邦彦．外国人結核対策への取り組み．Kekkaku. 2011;86(7):685_95.
15) 李節子、沢田貴志．在日外国人の医療．日本国際保健医療学会編．国際保健医療学（第3版）．東京：杏林書院; 2013:218-220.
16) 樋口一恵，原田登之，長坂裕二，森亨．結核感染診断法クォンティフェロン TB - 2G を用いた外国人集団における集団感染疑い事例の検討．結核．2007;82(6):515-21.

（吉川　徹）

2 留意すべき労働者別の感染症対策

3 医療従事者の感染症対策

はじめに

　医療従事者の感染症対策は、医療機関で産業保健活動を行っていく上で優先度の高い活動の一つと言えます。その活動の多くは、医療機関の中にある院内感染対策委員会 Infection control committee（ICC）と感染制御部、感染制御チーム Infection control team（ICT）が中心となって行っている組織的な取り組みと目指すべきゴールが一致します。しかし、施設によってはその活動の重心が患者を守るという方向に傾いていることもあり、産業医ら産業保健スタッフは職員を守るという視点でICTとともに協働して対策を行うことが求められます。

　2014年に大津らによって実施された「医療機関における産業保健活動の実態調査」（表1）では、季節性インフルエンザワクチンの接種は100％の実施率でしたが、その他の活動について未だ不十分な医療施設も多く、医療従事者の健康を守るため、産業保健の視点からの働きかけが期待されます。

表1　医療機関での感染症対策状況　　　　　　　　　　　　　　　　　　　　　（n=166、単位%）

	はい	いいえ	わからない	未記入
入職時の医師や看護師のB型肝炎、C型肝炎など血液媒介感染症の抗原、抗体検査	93.4	4.8	0.6	1.2
B型肝炎の抗体が陰性の職員へのワクチン接種	91.6	6.0	2.4	0
入職時の医師や看護師の風疹、麻疹、水痘の抗体チェックや既往調査の実施	58.0	39.0	3.0	0
上記の感染症の抗体が陰性時のワクチン接種実施	45.2	38.6	6.6	9.6
季節性インフルエンザのワクチン接種実施	100	0	0	0
入職時の医師や看護師への結核対策としてQFT検査を用いたベースラインとしての把握	26.5	70.5	1.8	1.2
入職時の医師や看護師への結核対策としてツ反検査を用いたベースラインとしての把握	45.2	51.8	1.2	1.8
結核患者などの空気感染する感染患者に対する医療従事者に対する、N95マスクのフィットテストを行う機会のこの1年の間1度以上の提供	40.4	46.4	11.4	1.8

大津真弓, 和田耕治. 医療機関における産業保健活動の実態調査. 日本医事新報（4699）：38-43,2014

　本稿では、まず「標準予防策と感染経路別予防策」について、次に「針刺し、体液曝露対策」、「医療従事者に必要な予防接種」をテーマに挙げ、「結核対策」、「インフルエンザ対策」、「ノロウイルス対策」といった各感染症に対して医療機関での予防策、職員感染時の対応などについて述べます。

1 標準予防策と感染経路別予防策

1. 標準予防策(standard precautions)

感染の有無にかかわらず、すべての患者に適用する疾患非特異的な予防策です。これはすべてのa)血液、b)汗を除く体液、分泌物、排泄物、c)粘膜、d)損傷した皮膚には感染性があると考えて対応する方法であり、手洗い、手袋やマスクの着用なども含まれます。具体策は表2に示します。

表2　標準予防策の具体策

① 手指衛生
② 個人防護具(personal protective equipment:PPE) 　(手袋、マスクやフェイスシールド、ガウン)
③ 呼吸器衛生/咳エチケット
④ 安全な注射処置
⑤ 患者の配置
⑥ 汚染した患者ケア用具の取り扱い
⑦ 環境への対策
⑧ 布類(リネン、洗濯)の取り扱い
⑨ 血液媒介病原体対策

2. 感染経路別予防策(図1、表3)

感染経路別予防策は、接触予防策、飛沫予防策、空気予防策からなり、それぞれ個人用防護具、個室の有無などが規定されています。

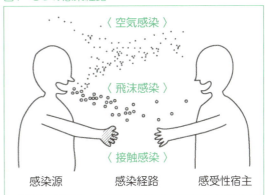

図1　3つの感染経路

- **接触予防策**：人の手を介する直接感染には手洗いと個人防御具(手袋、ガウン等)で対応します。MRSA(メチシリン耐性ブドウ球菌)やノロウイルス、腸管出血性大腸菌などが代表感染症となり、個室収容の場合、入室時には防護具を着用し、退室前に防護具を脱ぎます。微生物を持ち出さないということが重要です。

- **飛沫予防策**：5μmより大きい飛沫粒子が会話や咳、くしゃみ、気管内吸引処置などにより周囲に飛散し、医療従事者の鼻口腔粘膜に沈着して感染が成立します。サージカルマスクの着用での対応が必要です。

- **空気予防策**：微生物を含む飛沫核が5μm以下の小粒子となって空気中に浮遊し、広範囲に伝播する感染様式であり、主に結核、水痘、麻疹が代表感染症となります。陰圧空調を備えた個室管理とN95マスクの着用が必要です。

表3 感染経路別予防策の実際

	空気感染	飛沫感染	接触感染
主な感染症	麻疹、水痘、肺結核	百日咳、インフルエンザ、侵襲性髄膜炎菌、マイコプラズマ、溶連菌性咽頭炎、猩紅熱、アデノウイルス、流行性耳下腺炎、風疹など	多剤耐性菌感染症、腸管感染症（クロストリジウム・ディフィシル感染症、腸管出血性大腸菌感染症、赤痢、A型肝炎、ロタウイルス感染症）、水痘、アデノウイルス、ウイルス性出血熱他
特別の換気システム	○	—	—
個室	○	○	○
手袋	—	—	○
ガウン・エプロン	—	—	○
マスク	N95マスク	サージカルマスク	○

職業感染制御研究所HPより抜粋

もっと知りたい！

- 職業感染制御研究会ホームページ　http://jrgoicp.umin.ac.jp/
- 隔離予防策のためのCDCガイドライン－医療現場における感染性微生物の伝播の予防2007年
  http://www.maruishi-pharm.co.jp/med/cdc/index_002.pdf
- 『ICDテキスト－プラクティカルな病院感染制御』（メディカ出版）

2　針刺し、体液曝露対策

1. 概　要

医療従事者の手指が感染者の血液の付着した注射針、メスその他の鋭利な器材で刺傷、切傷を受けた場合、または粘膜や創傷部、患者の血液、体液により曝露された場合に次の感染症対策が重要となります。B型肝炎ウイルス(HBV:Hepatitis B Virus)やC型肝炎ウイルス(HCV:Hepatitis C Virus)、AIDSを引き起こすヒト免疫不全ウイルス(HIV:Human Immunodeficiency Virus)といった病原体が代表例となり、実際に針刺し後の感染率について表4に示します。

表4　針刺し後の感染率

B型肝炎	HBe抗原陽性の場合	20-40%
	HBe抗原陰性の場合	約2%
C型肝炎		1.2〜4%
HIV		0.4-1%

2. 発生時対応、事後対応のポイント

針刺し後の対応は、感染の成立の阻止と感染が成立した場合の影響を最小限に抑えることが

もっとも大切であり、さらにはフォローアップ体制、曝露後の精神的サポートとプライバシーの保護についても十分な配慮が必要です。

① 応急処置（まずは何よりも重要）

針刺しの曝露が起きた場合は穿刺部に触れないよう、ただちにその周囲を圧迫し、十分に血液を絞り出しながら流水で十分に洗い、イソプロピルアルコールや次亜塩素酸ナトリウム（例：ミルトン2倍液）で消毒します。眼に入った場合は流水または生理食塩水により十分洗浄します。口腔の場合はポリビニルアルコールヨウ素剤（イソジンガーグル）で消毒し、ヨウ素剤の使用後、中和する必要がある場合は亜硫酸水素ナトリウム液（1％～2％）を用います。

② その後の対応

事例の報告と事後処置についてはICD（Infection control doctor）や各専門家と相談し、感染症ごとに対応、追跡調査を行います。事例後の具体的対処法のフローチャートを作成していくことが必要です。同時にEPINetTM（エピネット）日本版（職業感染制御研究会）を用いて針刺し・汚染事故情報の収集と解析を行うことも針刺し対策への有用な情報となるでしょう。

③ 各感染症に対する対応

ア）B型肝炎について

事故後の対応としてまずは医療従事者のB型肝炎接種歴を確認し、HBs抗体、HBs抗原の有無を確認します。事故後の処置として応急処置の後、受傷者がHBs抗体陰性の場合、ヒト免疫グロブリン（HBIG）を48時間以内に投与、続いてHBワクチンを投与します。HBs抗体陽性の場合はHBIG、ワクチンは不要です。HBs抗体陽性の基準はICCなどで決定しましょう。著者の施設では力価CLIA法で10倍以上を抗体陽性としています。その後、消化器内科を受診し、肝機能やHBVマーカーのフォローを受ける必要があります。

イ）C型肝炎について

事故後の対応として応急処置をまず行います。感染直後のHCVそのものにインターフェロン（IFN）の予防効果は期待できませんので早期に消化器内科の診察を受け、定期的な検査（肝機能、HCV抗体）のフォローを受けることが必要です。フォロー期間中に肝機能異常が出現すればHCV-RNA検査を行い、HCV-RNAが陽性の場合はインターフェロン治療を考慮します。

ウ）HIVについて

事故後の対応としてまずは応急処置を行います。速やかに責任者に連絡をとり、HIV陽性血液で針刺しを行った受傷者がHIV抗体を検査して陰性の場合、事故後早期に受傷者の自己決定による抗HIV薬の予防投薬に関する指示を仰ぎましょう。

図2　針刺し後の対処法フローチャート（例）

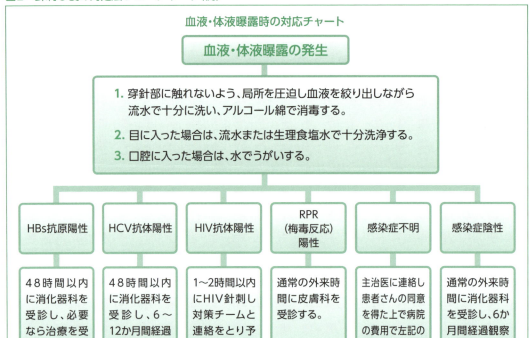

3. 予防のために必要なこと

① 針刺し防止対策

使用後から廃棄までの間の針刺し・切創を予防するためには、右記の基本的な対策を行います（表5）。また針を取り扱うすべての職員にB型肝炎ワクチンを接種していることが望ましいです。

表5　針刺し防止対策

① リキャップの禁止
② 針を人に手渡ししない
③ 携帯型針捨て容器を持参し、その場で捨てる
④ 針捨て容器は満タンにせず、75％ぐらいで捨てる
⑤ 安全装置付き翼状針、注射器を使用する
⑥ 専用広口廃棄物容器の設置を行い、適切に使用する

② 粘膜曝露予防策

血液などの生体物質が飛散する可能性がある処置やケアを実施する際は、目、鼻、口を覆うことができるマスク、ゴーグル、アイシールドを着用します。

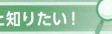もっと知りたい！

- 厚生労働省「B型肝炎について（一般的なQ&A）」
  http://www.mhlw.go.jp/bunya/kenkou/kekkaku-kansenshou09/01a.html

- 厚生労働省「C型肝炎について（一般的なQ&A）」
  http://www.med.or.jp/kansen/bandc/cindex.html
- 国立国際医療研究センター「血液・体液曝露事故（針刺し事故）発生時の対応」
  http://www.acc.ncgm.go.jp/doctor/000/020/eventSupport.html
- 東京都福祉保健局「HIV感染防止のための予防服用マニュアル」
  http://www.fukushihoken.metro.tokyo.jp/iryo/koho/kansen.files/manual.pdf

3 医療従事者に必要な予防接種

1. 概　要

　有効なワクチンが存在する感染症では、医療従事者にとって有効な感染防御手段となります。ワクチン接種については、日本環境感染学会（ワクチン接種プログラム作成委員会）の「院内感染対策としてのワクチンガイドライン」が参考になります。本項ではB型肝炎、麻疹、風疹、流行性耳下腺炎、水痘、インフルエンザワクチンについて紹介します。

2. 各ワクチンについて

　まず対象となる医療関係者とは、事務職、医療職、学生、ボランティア、委託業者（清掃員その他）を含めた受診患者と接触する可能性のある常勤、非常勤、派遣、アルバイト、実習生、指導教官などのすべてを含みます。医療関係者への予防接種は、積極的に実施すべきですが、あくまでもそれぞれの医療関係者がその必要性と重要性を理解した上での任意の接種となるようにしてください。

　予防接種を行う場所については、有害事象に対して注意を払う必要があります。不測の事態をできるだけ避けるために既往歴、現病歴、家族歴などを含む問診の充実および接種前の健康状態確認のための診察、そして接種後の健康状態への注意が必要です。また予防接種を行うところでは、最低限の救急医療物品を備えておきましょう。

〈 B型肝炎ワクチンのポイント 〉

- 医療機関では、患者や患者の血液・体液に接する可能性のある場合は、B型肝炎に対して感受性のあるすべての医療関係者に対して、B型肝炎ワクチン接種を実施しなければならない。
- ワクチンは0,1,6か月後の3回接種（1シリーズ）を行う（図3）。
- 3回目の接種終了後から1-2か月後にHBs抗体検査を行い、10mIU/ml以上であれば免疫獲得と判定する。
- 1回のシリーズでHBs抗体陽性とならなかった医療関係者に対しては、もう1シリーズのワクチン接種を考慮する。
- ワクチン接種シリーズ後の抗体検査で免疫獲得と確認された場合は、その後の抗体検査や追加のワクチン接種は必要ではない。

効果：1シリーズのワクチン接種で40歳未満の医療従事者では約92％で、40歳以上では約84％で基準以上の抗体価を獲得したとの報告があります。

図3　ワクチン接種のスケジュール

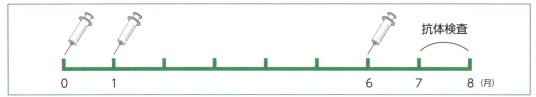

〈 小児系ワクチン（麻疹、風疹、流行性耳下腺炎、水痘）のポイント 〉

- 免疫を獲得した上で勤務、実習を開始することを原則とする。
- ワクチンにより免疫を獲得する場合の接種回数は1歳以上で「2回」を原則とする。
- 勤務、実習中は、予防接種・罹患・抗体価の記録を本人と医療機関で年数に関わらず保管する。
- 免疫が不十分であるにも関わらず、ワクチン接種を受けることができない医療関係者については、個人のプライバシーと感染発症予防に十分配慮し、当該医療関係者が発症することがないよう勤務、実習体制に配慮する。

図4　麻疹、風疹、流行性耳下腺炎、水痘ワクチン接種のフローチャート

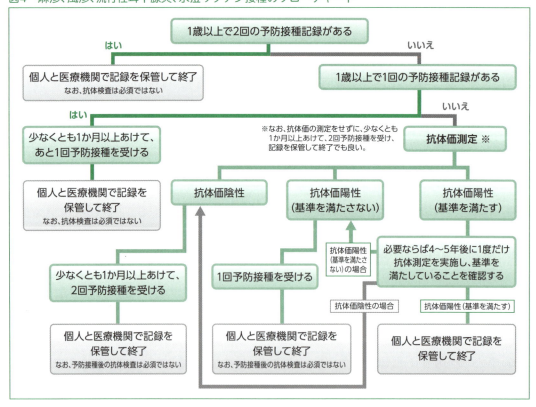

表6 抗体価の考え方

疾患名	抗体価陰性	抗体価陽性 (基準を満たさない)	抗体価陽性 (基準を満たす)
麻疹	EIA法(IgG):陰性 あるいはPA法:<1:16 あるいは中和法:<1:4	EIA法(IgG):(±)〜16.0 あるいはPA法:1:16,32,64,128 あるいは中和法:<1:4	EIA法(IgG):16.0以上 あるいはPA法:1:256以上 あるいは中和法:1:8以上
風疹	HI法:<1:8 あるいはEIA法(IgG):陰性	HI法:<1:8,16 あるいはEIA法(IgG):(±)〜8.0	HI法:1:32以上 あるいはEIA法(IgG):8.0以上
水痘	EIA法(IgG):2.0 あるいはIAHA法:<1:2 あるいは中和法:<1:2	EIA法(IgG):2.0〜4.0 あるいはIAHA法:1:2 あるいは中和法:1:2	EIA法(IgG):4.0以上 あるいはIAHA法:1:4以上 あるいは中和法:1:4以上 あるいは水痘抗原皮内テストで陽性(5mm以上)
流行性耳下腺炎	EIA法(IgG):陰性	EIA法(IgG):(±)	EIA法(IgG):陽性

> 〈 インフルエンザワクチンのポイント 〉
> ● 予防接種実施規則第6条による接種不適当者に該当しない全医療関係者を対象として、インフルエンザHAワクチン0.5mLを毎年1回接種する。

接種時期:インフルエンザワクチンは接種からその効果が現れるまで通常約2週間程度かかり、約5か月その効果が持続するとされます。地域差はありますが、日本の流行は12月下旬から3月上旬が中心になるので、12月上旬までに接種を完了することが勧められています。

3. 接種間隔と妊婦接種について

① 接種間隔

ワクチンを複数接種しなくてはいけない場合の接種間隔は図5のとおりですが、著者の施設では「日本小児科学会の予防接種の同時接種に対する考え方」(https://www.jpeds.or.jp/uploads/files/saisin_1101182.pdf)に従い、例えば麻疹ワクチンとムンプスワクチンなどの同時接種などを行っています。

図5 各ワクチンの接種間隔

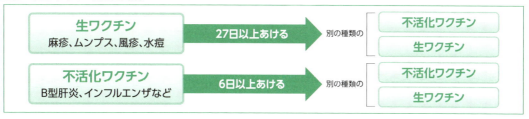

② 妊婦へのワクチン接種

- B型肝炎ワクチンは、妊婦や授乳中であっても接種が不適当とは考えられていません。
- 麻疹、風疹、流行性耳下腺炎、水痘ワクチンは、いずれも生ワクチンであるため、妊婦は受けることができません。また接種後2か月間は妊娠を避けることも重要です。
- インフルエンザワクチンは、胎児に影響を与えるとは考えられていません。しかし妊娠初期（妊娠14週まで）は自然流産をおこしやすい時期であり、この時期の予防接種を避けたほうがよいという考えもあります。インフルエンザへの曝露機会の多い医療従事者の場合、妊婦または妊娠している可能性のある女性であっても、ワクチン接種が勧奨されています。

もっと知りたい！

- 日本環境感染学会「医療関係者のためのワクチンガイドライン」第2版
  http://www.kankyokansen.org/modules/publication/index.php?content_id=17
- 日本小児科学会「日本小児科学会の予防接種の同時接種に対する考え方」
  https://www.jpeds.or.jp/modules/guidelines/index.php?content_id=47

4　結核対策

1. 概　要

医療機関における結核の集団感染は厚生労働省から公表された結核集団感染報告を見ても未だ減少しておらず、ここ最近では特に2011年には医療施設等での事例が著しく増加しました。医療従事者の発病リスクは高いとされ、看護師の場合、罹患率の相対危険度は一般女性に比し3-4倍程度とされ、臨床検査技師もリスクが高いと報告されています。病院内の結核感染リスクが高い業務として、気管支鏡、気管挿管、その他の呼吸器への操作、開放性膿瘍の洗浄、剖検、喀痰誘発、咳を誘発する吸入療法などのエアロゾルを発生させる業務中の患者への濃厚接触が挙げられます。近年ではBCG接種の影響を受けずにツベルクリン反応検査より高い精度で感染の診断ができるQFTやT-SPOTといったIGRA（Interferon-Gamma Release Assay）検査を利用した職員の健康管理を進めていくことが重要です。

2．発生時対応、事後対応のポイント

医療従事者が結核を発症した場合の対応は、入院患者が結核を発症した場合と同様です。結核を発症した人に対しては治療を行うこと、そして感染性がある場合、感染性があるかどうか確認中の場合には隔離すること、患者の接触者については接触状況の把握をして必要に応じ健診を行うことが重要です。

① 感染症法に基づく患者発生届け出

結核は二類感染症であるので感染症法に基づき、結核患者と診断した医師はただちに保健所へ届け出が必要となります。

② 接触者健診

接触者健診とは結核患者が発生した場合にその患者から感染を受けた人を確認して二次的な結核発病を最小限にし、感染拡大を防ごうとするものです。具体的に以下の事項を整理し（表7）、接触者の結核感染リスク・発症リスクを評価し、接触者健診の優先度を検討します。

表7　接触者健診のための整理事項

● 当該患者との接触者のリストアップ
● 感染源の感染性の評価（排菌量、呼吸器症状の期間など）
● 接触者の接触状況（接触の期間、距離など）
● 接触者の危険因子（糖尿病やステロイド使用などで免疫力が低下している状態かどうか）

健診対象者が決定したら、IGRA（著者の施設ではT-SPOT検査）を直後と最終接触から2か月後に実施します。IGRA検査の結果が「陽性」であれば、症状や画像所見の有無などについて精査を行い、結核の臨床的特徴を呈していない無症状病原体保有者と診断した場合は潜在性結核感染症（LTBI）として治療を行います。2回目のIGRA検査が「判定保留」の場合は、被検者の感染・発病リスクの度合いを考慮し、総合的に判定します。適切な時期に実施されたIGRA検査が「陰性」であれば、その後の接触者健診によるフォローは原則として不要です（図6）。

図6　接触者健診の流れ

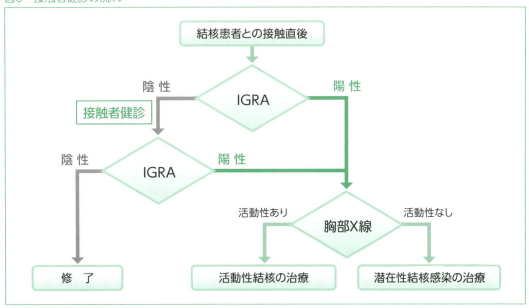

医療施設内で結核患者が発生した場合、法令による届出にもとづき保健所長は必要に応じて感染症の予防及び感染症の患者に対する医療に関する法律(以下、感染症法)による接触者健康診断を行うため、医療機関はその指導のもとで協働して事後対策にあたりましょう。また地域の枠を越えてきわめて大規模な集団発生が予想される場合や社会的影響が大きい場合には、行政機関と協議の上でさらに高度の技術的支援を日本結核病学会などに求めることを考慮します。

3. 予防のために必要なこと

医療機関は、結核患者を含め様々な病気の患者や、医療上や社会的な背景を持つ人々が集まるところであり、結核が空気感染という感染経路であることから、院内感染対策は多角的、総合的に実施していく必要があります(表8)。

表8　結核院内感染対策の基本的な5要素

● 結核菌の除去	早期発見、一般患者等との分離、化学療法
● 結核菌の密度の低下	換気、採痰時の注意、紫外線照射、患者のサージカルマスク着用
● 吸入結核菌量の減少	職員のマスク(N95マスク)
● 発病の予防	BCG接種(乳幼児等)、潜在性結核感染症治療
● 発病の早期発見	定期健診、有症状時の早期受診

① 院内感染対策委員会等における結核対策

医療施設では感染症法、労働安全衛生法ならびに学校保健安全法などに基づき、院内の結核感染予防対策を講じる必要があります。ICCのなかで結核の院内感染対策に関して立案、各部署での実施を指導、監督、実施状況の評価を行う対応手順、情報の流れなどのマニュアル化が望まれます。産業医もぜひ、委員会メンバーとして参加することが望ましいです。

② 職員の健康管理

- 採用時のIGRA検査：新規採用職員に対して、採用時点(ベースライン)の結核感染歴の有無を把握するためにIGRA検査の実施が推奨されています。既に勤務している職員に対してもIGRA検査を実施してベースラインの検査結果を記録しておくと、結核院内感染が疑われる事例が発生した場合には新たな感染の有無を判断する際に極めて有用な情報となります。
- 定期健康診断と日常の健康管理：当然のことながら病院職員には職種を問わず、定期健康診断を確実に受診させます。産業医の立場として未受検者に対しては受診勧奨を行いましょう。
- 結核病棟勤務者や呼吸器科、救急科といった恒常的に結核感染の確率の高い環境で勤務している医療従事者には定期的にIGRA検査を行い、陽転した場合はLTBI治療を考慮します。

③ 職員の感染防止

- 結核未感染の職員が感染性の飛沫核を吸入しないようするための個人予防的な手段は、N95

マスクを使用することです。治療開始後間もない排菌患者の診療、看護にあたる場合はもとより、結核が疑われる患者の気管支鏡や採痰指導、喀痰誘発や吸引等の処置を行うときも、このマスクを着用すべきです。

表9　職員の健康管理のポイント

- 採用時にはIGRA検査を実施し、ベースラインデータとして記録する。
- BCG未接種でIGRA陰性者に対するBCG接種の要否については検討する。
- 定期健康診断の確実な受診
- 普段の健康管理（特に長引く咳に注意）
- 必要な場合にN95マスクの着用

もっと知りたい！

- 結核予防会結核研究所「感染症法に基づく結核の接触者健康診断の手引き」（改訂第5版）
  http://www.jata.or.jp/rit/rj/2014.3sessyokusya1.pdf
- 厚生労働省「結核院内（施設内）感染対策の手引き」平成26年版
  http://www.mhlw.go.jp/file/05-Shingikai-10601000-Daijinkanboukouseikagakuka-Kouseikagakuka/0000046630.pdf
- 日本結核病学会「結核診療ガイドライン」（南江堂）

5　インフルエンザ対策

1. 概　要

　医療従事者がインフルエンザを発症し、患者に伝播した場合は、患者の重症化や死亡を招くことがあります。このため、特に高齢者、重症患者、乳幼児に接する医療従事者は、インフルエンザワクチン接種を受けておくことが必要です。

2. 発生時対応、事後対応のポイント

　インフルエンザ流行期に発熱、関節痛、咽頭痛などのインフルエンザ様症状を認めた職員は、就業せずに速やかに受診させ、インフルエンザの可能性があれば就業停止の検討が必要です。職員にインフルエンザの診断がついた場合は必ず、患者への伝播を防ぐため就業停止とし、休みが必要となった職員の支援は組織として対応することを方針とします。

　就業停止の期間については、各医療機関の判断に任せられています。成人に対しては参考にできる基準はないため、学校保健安全法を参考とし、出席停止期間を「発症した後5日を経過し、

かつ、解熱した後2日を経過するまで」と定める医療機関も多いようです。

3. 予防のために必要なこと

インフルエンザは飛沫感染と接触感染により感染します。対策としては標準予防策を基本として、感染経路別対策を行うことになります。飛沫感染対策では患者に接する際は、サージカルマスクの装着、患者と近くで接する機会をなるべく減らす（2メートル程度の距離をとる）といった対策が挙げられます。

患者周囲に飛散した気道分泌物の飛沫を介した接触感染もおこり得るので、患者と接する際は手袋を着用し、擦式アルコール消毒剤などの手指の消毒を行います。インフルエンザ様疾患の患者に気管支鏡、気管内挿管などの手技を行う場合は、個室で行い、サージカルマスクに代えてN95マスクまたはそれ以上の性能の呼吸器防護具、眼の防護（ゴーグルまたはフェイスシールド）、手袋を着用する必要があります。感染経路対策以外に医療従事者への積極的なワクチン接種が挙げられます。基本的には医療機関の職員全員が接種することが望ましいです。インフルエンザワクチンについては前項を参照ください。

もっと知りたい！

- 厚生労働省「インフルエンザ施設内感染予防の手引き」平成25年11月改訂
  http://www.mhlw.go.jp/bunya/kenkou/kekkaku-kansenshou01/dl/tebiki25.pdf
- 国立感染症研究所感染症情報センター「医療機関における新型インフルエンザ感染対策」
  http://www.mhlw.go.jp/kinkyu/kenkou/influenza/hourei/2009/06/dl/info0602-01a.pdf

6 ノロウイルス対策

1. 概　要

ノロウイルスは冬季の嘔吐下痢の代表ウイルスの一つです。乳幼児や小学生などの低年齢児や高齢者などによく見られ、集団発生をおこすことが多いですが、一般成人でも発症することもあり、病院内で院内感染として広がる場合もあります。感染経路は経口感染や接触・飛沫感染で、感染後（ウイルス曝露後）の潜伏期間は数時間〜数日（平均1〜2日）、症状持続期間は数時間〜数日（平均1〜2日）とされています。

2. 発生時対応、事後対応のポイント

① 職員が感染した場合の対応

　二次感染を防ぐため、症状出現後はウイルス排泄量が多い3日間は最低でも就業禁止とし、復帰は消化器症状が消失していることを確認します。ただし、症状消退後もウイルスが排出されている可能性があり、復帰後も手指衛生を徹底するように指導しましょう。

② 汚染処理について

　ノロウイルス感染者の汚染処理をする際は、個人用防護具を着用します。汚物中のウイルスが飛び散らないようにペーパータオル等で静かに拭き取り、次亜塩素酸ナトリウム（塩素濃度200ppm以上）で浸すように床を拭き、その後水拭きをします。使用したペーパータオル等はビニール袋に密閉して廃棄します。カーテンやリネン等への対策は付着した汚物中のウイルスが飛び散らないように処理し、洗剤を入れた水の中でしぶきを吸い込まないように洗います。下洗いしたリネン類の消毒は85度・1分間以上の熱水洗濯が適していますが、熱水洗濯が行える洗濯機がない場合は次亜塩素酸ナトリウム（塩素濃度約200ppm）の消毒が有効です。ちなみに次亜塩素酸ナトリウム（塩素系消毒剤）には濃度が200ppmでは5分間、1000ppmでは1分間程度浸すことによりノロウイルスをほぼ死滅させる消毒効果があると言われています。

3. 予防のために必要なこと

　ノロウイルスの感染力は非常に強く、いったん医療施設内に持ち込まれてしまえば、完璧に防御することは困難となります。施設内で発生した感染規模を最小限に食い止めるということが重要となります。

① 調理従事者への対応

　病院食などの調理従事者は調理中マスクをきちんと着用し、また石鹸による手洗いが徹底されているかを職場巡視などでチェックすることが重要です。

② 医療スタッフへの対応

　一般成人では感受性は高くなく、たとえ感染しても症状がない場合や軽症で終わる場合があります。医療スタッフが病原体保有者となり、ウイルス伝播する可能性もありますので、日々の流水、石鹸による手洗いを推奨してください。体液（血液、体液、尿、便等）に触れる処置を行った場合は、たとえ手袋を装着して行っていたとしても、処置後流水、石鹸による手洗いを徹底することが最も重要です。患者に限らず、周りの医療スタッフにも腹部症状の有無を確認しあうことも重要です。

> **もっと知りたい！**
>
> - 国立感染症研究所感染症情報センター「ノロウイルス感染症とその対応・予防（医療従事者・施設スタッフ用）」
>   http://idsc.nih.go.jp/disease/norovirus/taio-b.html
> - 厚生労働省「ノロウイルスに関するQ&A」
>   http://www.mhlw.go.jp/stf/seisakunitsuite/bunya/kenkou_iryou/shokuhin/syokuchu/kanren/yobou/040204-1.html
> - 厚生労働省「医療機関等における院内感染対策について」
>   http://www.mhlw.go.jp/topics/bukyoku/isei/i-anzen/hourei/dl/110623_1.pdf
>   http://www.mhlw.go.jp/topics/bukyoku/isei/i-anzen/hourei/dl/110623_2.pdf
>   http://www.mhlw.go.jp/topics/bukyoku/isei/i-anzen/hourei/dl/110623_3.pdf

（小森　友貴）

2 留意すべき労働者別の感染症対策

特殊な職場での感染症対策
(レプトスピラ症、レジオネラ症など)

1 当該感染症の概要

1. レプトスピラ

　レプトスピラ症はレプトスピラによって引き起こされる人獣共通感染症で、別名ワイル病や秋疫（あきやみ）とも言われる感染症です。げっ歯類に代表されるネズミやその他の哺乳類（イヌなど）を宿主として、レプトスピラは腎臓に保菌され尿中に排泄され、尿に汚染された水や土壌から経皮的に感染します。農作業や河川近くでの野外活動で感染したり、イヌの飼育などを行うペット業などでの感染が報告されています。最近では東南アジアからの輸入感染例も報告されています。

レプトスピラ	
病原微生物	レプトスピラ
感染経路	皮膚または粘膜を介した接触感染 ● ネズミやイヌなどの感染動物の尿との直接接触、または尿に汚染された水や土壌との接触
潜伏期間	5日～14日（最大2日～30日）
感染期間	ヒトからヒトへの感染はない
ワクチン	ワイル病秋やみ混合ワクチン（2013年以降製造中止）
臨床症状	● 感冒様症状（発熱、筋肉痛、頭痛など） ● 黄疸、腎不全、出血、心筋炎、不整脈 ● 髄膜炎、脳髄膜炎 ● 肺出血を伴う呼吸不全
発生状況	国内では1970年代までは毎年50名を超える死亡者が報告されていたが、衛生状況の改善により死亡者は激減している。2007年以降2016年4月までは284件の患者発生の届出があり、この間の死亡例は6件報告されている。最近では年間20例から40例程度の発生を認めており、その半分程度が沖縄県で発生している。
【参考】	● Control of communicable diseases manual 20th edition, APHA press, 2015 ● 国立感染症研究所 http://www.nih.go.jp/niid/ja/id/802-disease-based/ra/leptospirosis/idsc/iasr-topic/6518-436t.html

2. レジオネラ

　レジオネラ症はレジオネラ菌の感染により引き起こされる呼吸器感染症です。レジオネラ症が初めて確認されたのは、1976年の米国フィラデルフィアです。ホテルで開催された在郷軍人会の参加者の221名が帰郷後に原因不明の肺炎を発症し、そのうち34名が死亡しました。米国CDC（米国疾病予防管理センター）が調査を進めるなかで、死亡者の肺組織から新しい細菌が発見されレジオネラと名づけられました。レジオネラ症には重篤な肺炎に進行し予後が悪いレジオネラ肺炎と、症状が比較的軽度なポンティアック熱に分類されます。フィラデルフィアでの事件はレジオネラ肺炎でした。ポンティアック熱は、1968年の夏に米国ミシガン州のポンティアックという街で、ある同じ建物に出入りをしていた人の中から144人の患者が発生したことで名付けられました。

	レジオネラ
病原微生物	レジオネラ
感染経路	呼吸器を介した気道感染 ●レジオネラ菌を含んだ直径5μm以下のエアロゾルの吸入
潜伏期間	●レジオネラ肺炎：5日〜6日（最大2日〜10日） ●ポンティアック熱：24時間〜48時間（最大5時間〜72時間）
感染期間	ヒトからヒトへの感染はない
ワクチン	ワクチンはない
臨床症状	●レジオネラ肺炎：高熱、全身倦怠感から始まり、痰の少ない咳、呼吸困難を呈する。症状は重症化しやすく呼吸不全を引き起こし、致死率は15％にも達する場合がある。 ●ポンティアック熱：突然の発熱で始まるものの2日から5日程度で自然治癒し肺炎に至ることは無い。これらの症状はレジオネラ抗原への反応と考えられている。
発生状況	2015年の患者数は1,576名であった。尿中抗原検査の保険適用化や日本呼吸器学会のガイドライン等により届出数は増加している。国内では患者の感染源は入浴施設が最も多く、入浴施設での集団発生が散発している。高齢の男性に感染者が偏っている特徴がある。
【参考】	●Control of communicable diseases manual 20th edition, APHA press, 2015 ●国立感染症研究所　http://www.nih.go.jp/niid/ja/kansennohanashi/530-legionella.html

2　発生時対応、事後対応のポイント

1. レプトスピラ

　レプトスピラはヒトからヒトへの感染を起こしません。

① 軽症から中等症の場合は抗菌剤（ドキシサイクリン、アンピシリン、アモキシシリン）の投与が有効です。

② 重症の場合には全身管理に加えて抗菌剤（ペニシリンもしくは第3世代セファロスポリン）の投与が行われます。

2. レジオネラ

レジオネラについてもレプトスピラ同様にヒトからヒトへの感染は起こしません。

① レジオネラ肺炎に対しては、レボフロキサシンもしくはマクロライドの投与が推奨されます。重症例においてはレボフロキサシンのほうが有効だといわれています。

② ポンティアック熱については、抗菌薬の投与は通常は必要なく数日で症状は軽快します。

3 予防のために必要なこと

1. レプトスピラ

レプトスピラは図のような感染サイクルによってヒトに感染します。感染経路を絶つことでレプトスピラ感染を防ぎます。具体的な感染予防対策は次になります。

① レプトスピラの宿主となりうるネズミなどの駆除を行い、ヒトの生活環境への侵入を防ぐ
② ペット（イヌなど）をレプトスピラ感染源となる湿地、河川、畑、水田等に近づけない
③ ペット（イヌなど）にレプトスピラの予防接種を行う
④ レプトスピラ感染源となる湿地、河川、畑、水田等に入る場合は素手や素足で立ち入らない
⑤ レプトスピラに感染している可能性のある動物と接触する作業では、以下の対策を取ってください 　ア）尿や血液に触れない工夫をする（飛沫を含む） 　イ）作業中には保護具を着用する（マスク、ゴーグル、手袋、ディスポの保護衣など） 　ウ）手洗いを励行する（石鹸を用いる） 　エ）手からの感染を防ぐため作業中の飲食や喫煙は行わない

ペットして飼われているイヌのレプトスピラの抗体陽性率を調べた結果では、10％から40％が抗体陽性であったという報告があります。イヌのレプロスピラ症の多くは不顕性感染と考えられており、飼いイヌにおいては、おそらく数パーセントの割合でレプトスピラに感染していると考えられています。これらのイヌは無症状のまま尿中にレプトスピラを排出するため、ヒトへの感染源として注意が必要になります。人獣共通感染症としての認識を持ち、ペットとの生活を考えることが重要になります。

図　レプトスピラの感染サイクル

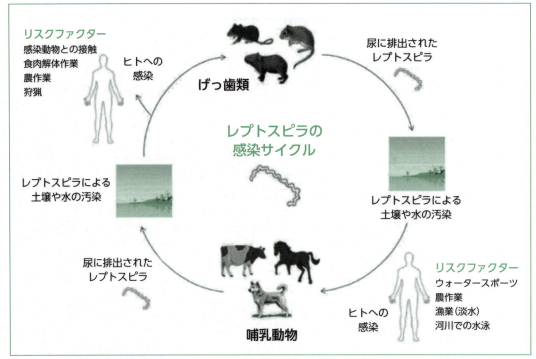

図：Tatiana Rodrigues Fraga, Chapter 107　Leptospira and Leptospirosis, Molecular Medical Microbiology second edition (2015) Pages 1973-1990 Volume3より引用後加工

2. レジオネラ

　国内においてレジオネラ肺炎は健常者にも発生しますが、糖尿病、呼吸器疾患などの慢性疾患を持つ者、大量飲酒者や喫煙者が罹患しやすいと考えられています。特に高齢者、乳幼児や免疫不全者などが本症の高リスクグループになります。国内での感染例は入浴施設が最も多く、その一方で海外での感染例ではレジオネラ菌に汚染された冷却塔（クーリングタワー）から発生したエアロゾル吸入が最も多く報告されています。レジオネラ菌は土壌中などの自然環境に広く存在していますが、最近の国内の調査では、車のエアコンやウォッシャー液からもレジオネラ菌が検出されているため、今後は車の管理を含めた広い範囲での対策が必要になる可能性があります。

① 循環浴槽における対策

　「公衆浴場における衛生管理要領等の改正について」（平成15年健発0214004号）において公衆浴場等の衛生管理として、ろ過器や循環配管、貯湯漕などの衛生管理の概要が示されています。この中で浴漕中の水質については、レジオネラ属菌が10CFU/100mL未満という基準が設定されています。これに加えて、循環式浴槽における管理については、「循環式浴槽におけるレジオネラ症防止対策マニュアル」(http://www.mhlw.go.jp/file/06-Seisakujouhou-10900000-Kenkoukyoku/0000085122.pdf)が平成13年に厚生労働省より通知されていま

す（平成27年改訂）ので参考にしてください。

　この中で管理の要点として以下が定められています。

> ア）循環ろ過装置は、1時間当たりで、浴槽の容量以上のろ過能力を有し、かつ、逆洗浄等の適切な方法でろ過器内のごみ、汚泥等を排出することができる構造であるとともに、ろ過器に毛髪等が混入しないようろ過器の前に集毛器を設けること。
>
> イ）ろ過器及び循環配管は、1週間に1回以上、ろ過器を十分に逆洗浄して汚濁を排出するとともに、適切な消毒方法で生物膜を除去すること。年に1回程度は循環配管内の生物膜の状況を点検し、生物膜がある場合には、その除去を行うことが望ましいこと。
>
> ウ）浴槽水の消毒に当たっては、塩素系薬剤を使用し、浴槽水中の遊離残留塩素濃度を頻繁に測定して、通常0.2～0.4mg/Lに保ち、かつ、遊離残留塩素濃度は最大1.0mg/Lを超えないように努めること。
>
> エ）原水若しくは原湯の性質その他の条件により塩素系薬剤が使用できない場合、原水若しくは原湯のpHが高く塩素系薬剤の効果が減弱する場合、又はオゾン殺菌等他の消毒方法を使用する場合であって、併せて適切な衛生措置を行うのであれば、塩素系薬剤以外の消毒方法を使用できること。
>
> オ）毎日完全に換水して浴槽を清掃すること。ただし、これにより難い場合にあっても、1週間に1回以上完全に換水して浴槽を清掃、消毒すること。
>
> カ）管理記録を3年以上保存すること。

② 循環型冷却塔

　循環型冷却塔は工場などの設置してある冷却塔に限らず、空調設備用の冷却塔からのレジオネラを含んだエアロゾルの飛散を防止することが必要となります。公衆浴場については、前述の通りレジオネラの基準はありますが、冷却塔、水道水や雑用水については法的な基準は設定されていません。とはいえ海外においては冷却塔を原因としてレジオネラの集団発生の報告があり、冷却塔よりかなり離れたところまで感染が広がっていることを考慮すると、公衆浴場の管理基準を準用することが望ましいと考えます。管理の要点の例を紹介します。

> ア）塩素系薬剤を用いた殺菌処理については、微生物の抑制効果と殺菌処理剤の使用量の削減の観点から、薬剤の連続注入が望ましい。
>
> イ）冷却水系統の水素イオン指数（pH）は、殺菌処理剤および防食管理が有効に左右する。pH9.0以下が望ましい（可能であればpH8.0以下）。
>
> ウ）定期的に冷却設備の巡回点検を実施し次の点を確認する。
> 　　a. 殺菌処理剤の注入が正常に行われているか確認する。
> 　　b. 飛沫、泡、変色や汚れ、生物性被膜（バイオフィルム）などを確認する。

エ）冷却水系統の内部に付着する細菌を抑制するために生物分散剤の利用を推奨する。

オ）冷却水中のレジオネラ菌属の菌数試験を行う。
 a. レジオネラ菌属の管理目標値は10CFU/100mL未満。
 b. データについて傾向分析を行い、レジオネラ菌属数のベースライン値を決めて、この値に基づき冷却水中のレジオネラ菌属の管理状態を評価する。

カ）冷却水をサンプリングする場合に次の点に注意をすること。
 a. サンプリング時には沈殿物やバイオフィルムなどの固形物を採取しない場所を選ぶ。
 b. 殺菌処理剤の投入点に近い場所や冷却水の飛沫がかかる場所を避ける。
 c. 採取した水へのコンタミを防ぐためディスポの手袋を使用する。
 d. 飛沫吸入の防止のため適切な保護具を使用する。

キ）微生物の試験機関は信頼のおける検査機関を選定するために、試験機関が以下の項目を満たしているか確認する。
 a. 試験機関は検査・計量に関する基本的な考え方を記載した文書をもっているか？
 b. 試験機関には水質検査を専門とする部門があるか？
 c. 試験機関にはレジオネラ属菌の試験手順を記載した文書があり、それに基づいて適切に検査を実施しているか？

【参考】
- 抗レジオネラ用空調水処理剤協議会　冷却水系のレジオネラ症防止に関する手引き（冷却塔管理者用）
 http://www.legikyo.gr.jp/image/all.pdf
- COOLING TECHNOLOGY INSTITUTE, Best Practices for Control of Legionella
 http://www.cti.org/downloads/WTP-148.pdf
- US CDC, Developing a Water Management Program to Reduce Legionella Growth and Spread in Buildings
 http://www.cdc.gov/legionella/downloads/toolkit.pdf

ワン・ポイント

✓ レジオネラの飛散距離と感染

　レジオネラはどのくらいの距離まで飛散し、感染を起こすことが可能なのでしょうか？
　2003年の11月から翌年の1月にかけて、フランス北部のPas-de-Calais地区において、レジオネラの集団感染が発生しました。全部で86人の感染が確認され、そのうち18人が死亡しています。Harnesという街の石油化学プラントから半径5kmに、これらの患者が集中してたので、この石油化学プラントがレジオネラの集団発生に関係あるのではないかと推測されました。地元の公衆衛生局が詳細な調査を行ったところ、この石油化学プラントの冷却塔、排水および空気のサンプリングからLegionella pneumophilaのLens株が検出されました。このLens株は患者の検体から分離されたものと一致しており、この石油化学プラントの冷却塔から飛散したレジオネラを含んだ飛沫が、エア

ロゾルとなって周囲に拡散し、それを周囲の住人が吸い込んだことで集団感染が起こったと考えられました。さらに調査が進むと、石油化学プラントの冷却塔から、最も離れた場所で感染したと思われる患者については、その距離が6kmであったことがわかりました。すなわちレジオネラを含んだエアロゾルは6kmの距離まで拡散して感染を引き起こしたことが推測されます。この事例からの教訓としては、①石油化学プラントなどに設置してある大型の冷却塔がレジオネラの感染源となった集団感染を引き起こす可能性があること、②環境条件が揃うと6kmの距離までレジオネラを含んだエアロゾルが拡散すること、③冷却塔からレジオネラが飛散しないために冷却水系のレジオネラ管理が必要であること、があげられます。工場構内でだけではなく、周辺住民への感染リスクまで広げた対策を講じることが重要です。

【参考文献】

- Tran Minh et al. A Community-Wide Outbreak of Legionnaires Disease Linked to Industrial Cooling Towers—How Far Can Contaminated Aerosols Spread? JID 193(1 January):102-111,2006 (http://jid.oxfordjournals.org/content/193/1/102.full.pdf)
- Laurence Mathieu et al. Legionella Bacteria in Aerosols : Sampling and Analytical Approaches Used during the Legionnaires Disease Outbreak in Pas-de-Calais. JID 193(1 May):1332-1333,2006 (http://jid.oxfordjournals.org/content/193/9/1333.2.full.pdf)

（鈴木　英孝）

3 職場でのワクチン接種

1 一般に推奨されるワクチン

1. インフルエンザワクチン

　インフルエンザは予防接種法上、B類疾病に分類されています。定期接種の対象者は「65歳以上の者」、及び「60歳以上65歳未満の者」であって、「心臓、腎臓又は呼吸器系の機能に自己の身辺の日常生活活動が極度に制限される程度の障害を有する者及びヒト免疫不全ウイルスにより免疫の機能に日常の生活がほとんど不可能な程度の障害を有する者」（予防接種法施行規則第2条の2）と定められています。また、任意接種では禁忌でないすべての者が接種対象になっています。

　また、インフルエンザに罹患することにより、重症化するリスクの高い医学的背景（慢性呼吸器疾患、心血管疾患、腎疾患、肝疾患、血液疾患、神経筋疾患、代謝性疾患）のある者、免疫抑制薬により免疫機能が低下している者、インフルエンザシーズン中に妊娠中、あるいは妊娠の可能性のある者、長期療養施設に入所している者には接種が推奨されています。そしてこれらのハイリスク者や、5歳未満の小児、特に6か月以下の乳児に接する者や、医療従事者には一般的に接種を考慮すべきです。

2. 肺炎球菌ワクチン

　高齢者の肺炎球菌感染症は予防接種法上、B類疾病に分類されています。定期接種の対象者は、「65歳の者」および「60歳以上65歳未満の者」であって、「心臓、腎臓または呼吸器の機能に自己の身辺の日常生活活動が極度に制限される程度の障害を有する者およびヒト免疫不全ウイルスにより免疫の機能に日常生活がほとんど不可能な程度の障害を有する者」（予防接種法施行規則第2条の3）に対し、23価莢膜多糖体肺炎球菌ワクチンを1回皮下接種または筋肉注射します。

　また、肺炎球菌に罹患することにより、重症化するリスクの高い医学的背景（慢性呼吸器疾患、慢性心不全、糖尿病、アルコール中毒、慢性肝疾患）のある者、免疫機能が低下している者（HIV感染者、白血病患者、免疫抑制薬を使用している者）、長期療養施設に入所している者には接種が推奨されています。そして、脾摘を受けた者もハイリスク者であり、接種が推奨されています。

　また13価肺炎球菌蛋白結合型肺炎球菌ワクチンも、任意接種ではありますが2014年からは65歳以上の高齢者に使用できるようになりました。

3. 麻しん・風しんワクチン

　麻疹及び風疹の罹患歴がなく、麻しんワクチンおよび風しんワクチンの接種歴がない者には、MR（麻しんと風しんの混合）ワクチンの接種が推奨されています。

しかし、妊婦や免疫機能に異常がある者、免疫抑制薬による治療を受けている者には禁忌です。

> **もっと知りたい！**
> - 日本内科学会成人予防接種検討ワーキンググループ：成人予防接種のガイダンス 2016年改訂版．日本内科学会雑誌 2016：105.1472-1488
> - 肺炎球菌感染症（高齢者）　厚生労働省
>   http://www.mhlw.go.jp/stf/seisakunitsuite/bunya/kenkou_iryou/kenkou/kekkaku-kansenshou/haienkyukin/index_1.html
> - 高齢者の肺炎球菌ワクチンの接種導入に伴うQ&A　厚生労働省
>   http://www.mhlw.go.jp/stf/seisakunitsuite/bunya/kenkou_iryou/kenkou/kekkaku-kansenshou/haienkyukin/index_1.html

2　医療従事者に推奨されるワクチン

　医療機関では、様々な感染症の患者と接触する頻度が高いため、適切な感染対策が求められています。医師、看護師、薬剤師などの医療従事者は、患者と接する機会が多いため、十分な免疫をもたない感受性者は感染を受ける危険性が高いと考えられます。また、医療従事者が感染した場合、患者や周囲の職員へ感染を拡げるリスクともなりえます。

　このため、ワクチンの接種対象者には、医療従事者だけでなく、事務員や清掃などの委託業者、実習生など患者と接する可能性のあるすべての医療関係者が含まれます。

対象となるワクチン

　対象となるワクチンには、B型肝炎、インフルエンザ、麻疹、風疹、水痘、流行性耳下腺炎などがあります。詳しくはⅡ-2-3「医療従事者の感染症対策」（85ページ～）をご参照ください。

　その他にも、救急救命士、高齢者施設職員、小学校・幼稚園教諭、保育士などは職業感染対策として、予防接種をしておくことが望ましいと考えられています。明確な指針はありませんが、上記のワクチンの中でそれぞれの職業に応じたワクチンの接種が望まれます。

> **もっと知りたい！**
> - 日本内科学会成人予防接種検討ワーキンググループ：成人予防接種のガイダンス 2016年改訂版．日本内科学会雑誌 2016：105.1472-1488

- 日本環境感染学会 ワクチンに関するガイドライン改訂委員会編：医療関係者のためのワクチンガイドライン 第2版. 日環境感染会誌 2014; 29.
  http://www.kankyokansen.org/modules/publication/index.php?content_id=17
- Immunization of Health-Care Personnel : Recommendations of the Advisory Committee on Immunization Practice(ACIP) : MMWR 60:1-45, 2011.
  http://www.cdc.gov/mmwr/pdf/rr/rr6007.pdf

3 海外勤務者に推奨されるワクチン

　近年は中国、東南アジア、インドなどへの労働者も急増しており、滞在先で感染症に罹患するケースも数多くみられます。こうした海外で勤務する労働者の感染症を予防するためにはワクチン接種が最も効果的な対策です。

1. 対象となるワクチン（トラベラーズワクチン）

　海外勤務者に接種するワクチンは表1のように分類されます。具体的には、麻しん等を予防するルーチンワクチンと、黄熱、A型肝炎、狂犬病など海外渡航者にリスクのある感染症を予防するトラベラーズワクチンです。ワクチンの選択作業にあたっては、まず、渡航者の年齢、滞在地域、滞在期間、滞在先でのライフスタイルなどを参考にして、候補となるワクチンをリストアップします（表2）。次に、候補となったワクチンについて優先順位を決めます。この作業では、各感染症の頻度と重症度が重要な指標になります（図1）。すなわち、頻度が高く、重症度も高い感染症のワクチンから優先的に選択します。

表1　海外渡航者への予防接種の分類

Routine Vaccines	The pre-travel consultation is a good opportunity to make sure travelers are up-to-date on their routine vaccines. (age-appropriate, regardless of travel)	Diphtheria, Pertussis, Tetanus, Hib, Pneumococcal, Polio, Rotavirus Hepatitis A, Hepatitis B, Herpes zoster (shingles), HPV, Influenza, Measles, Mumps, Rubella, Varicella (chickenpox), Meningococcal
Travel-Related Vaccines	Recommendations for these vaccines are dependent on many factors, including the travel destination.	Hepatitis A, Hepatitis B, Japanese encephalitis (JE), Meningococcal Polio (adult booster), Rabies, Typhoid fever, Yellow fever
Required Vaccines	Some countries require that travelers carry proof of vaccination on an International Certificate of Vaccination or Prophylaxis (ICVP) to enter the country.	Yellow fever vaccine Meningococcal vaccine (for pilgrims entering Saudi Arabia for the Hajj)

Hill DR. The practice of Travel Medicine: Guidelines by the Infectious Diseases Society of America, CID 2006; 43: 1499−1539 から引用

表2 海外渡航者に推奨する予防接種

ワクチン名	滞在期間 短期	滞在期間 長期	対象となる滞在地域	とくに推奨するケース
A型肝炎	○	○	途上国全域	衛生状態の悪い環境に滞在する者
黄熱	○	○	熱帯アフリカ 南米	入国時に接種証明の提出を求める国に滞在する者
破傷風	△	○	全世界	外傷を受けやすい者
B型肝炎		○	途上国全域	医療関係の仕事で滞在する者
狂犬病		○	途上国全域	動物咬傷後の曝露後接種を受けにくい地域に滞在する者
日本脳炎		○	中国 東南・南アジア	農村部に滞在する者
ポリオ		○	南アジア アフリカ	1975〜1977年生まれの者
腸チフス	○	○	途上国	南アジアに滞在する者
髄膜炎菌		○	西アフリカ サウジアラビア	西アフリカでは乾期に滞在する者

濱田篤郎:渡航者用ワクチン．Bio Clinica. 2013; 28:348 から引用・改変

図1 渡航者用ワクチンの選択基準

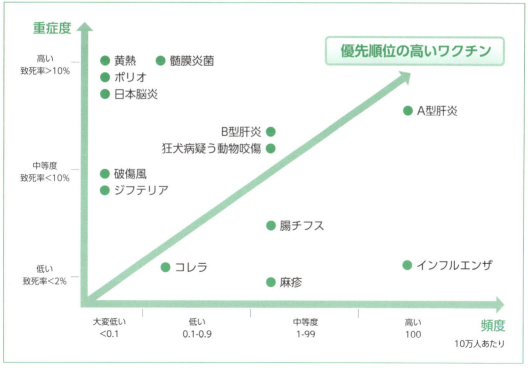

Steffen R, Connor BA. Vaccines in travel health : From risk assessment to priorities. J Travel Med. 2005;12;26-35 から引用、改変

具体的には、滞在予定地域でどの感染症が流行しているかが重要な選択基準です。こうした情報は厚生労働省検疫所のホームページなどから入手します。滞在期間は短期と長期に分けますが、短期とは1か月未満の滞在で、それ以上は長期として扱います。短期の海外渡航を年間何回も繰り返すケースは、長期滞在と同様に扱うべきです。

また、トラベラーズワクチンの接種スケジュールを表3にまとめました。

表3　トラベラーズワクチンの接種スケジュール

ワクチン名	接種回数	一般的な接種間隔	有効期間の目安
黄熱	1回	0日	10年間
A型肝炎	3回	0日、2～4週後、半年～1年後	5年～10年間
B型肝炎	3回	0日、4週後、半年～1年後	10年間
破傷風	3回	0日、4週後、半年～1年後	10年間
狂犬病	3回	0日、4週後、半年～1年後	2年～5年間
日本脳炎	3回	0日、4週後、1年後	4年間
ポリオ（不活化ワクチン）	3回	0日、4週後、1年後	
髄膜炎菌	1回	0日	5年間
腸チフス（多糖体ワクチン）	1回	0日	3年間

2. トラベラーズワクチン各論

① 黄熱ワクチン

黄熱は、アフリカと南米の赤道周辺で流行している蚊媒介感染症です。黄熱ウイルスに感染する危険のある国への渡航者に、黄熱ワクチンを推奨します。

黄熱ワクチンの接種は、WHOの国際保健規則（International Health Regulation, IHR）に基づき、入国にあたり黄熱予防接種証明書の提出を求める国があります。日本では、一般の医療機関では行われておらず、検疫所等で接種可能です。黄熱予防接種証明書を要求している国は、厚生労働省検疫所ホームページ（FORTH）に掲載されています。なお、黄熱予防接種証明書の有効期限が接種10日後から10年間でしたが、2016年7月からは「10年間」から「被接種者の生涯にわたり有効」に変更されました。

② A型肝炎ワクチン

A型肝炎は、主に途上国全般に常在している経口感染症で、途上国に渡航する労働者には滞在期間にかかわらずA型肝炎ワクチンの接種が推奨されています。

なお65歳以上の者は50％以上が既に抗体を保有していて、この世代では抗体検査を行ってから接種を判断することも一案です。A型肝炎ワクチンの年齢適応が、2013年3月から16歳未満の小児へも拡大されましたが、主に1歳以降に接種します。

③ B型肝炎ワクチン
　アジアやアフリカなどではB型肝炎のキャリア率が高く、性行為だけでなく医療行為からの感染リスクが高くなります。また、中南米はキャリア率が日本と同レベルですが、現地の医療環境を考慮すれば、医療行為でB型肝炎に感染するリスクは日本よりも高い状況にあります。このため、途上国に長期滞在する労働者にはB型肝炎ワクチンの接種を推奨しています。

④ 破傷風トキソイド
　破傷風トキソイドの接種は、海外に長期滞在する労働者全員に推奨しています。海外では医療機関へのアクセスが悪く、外傷を負った後の処置が遅れる可能性があります。このため、途上国だけでなく先進国へ長期滞在する労働者にも破傷風トキソイドの接種を推奨しています。また、短期滞在であっても、野外活動などで外傷を受けやすい環境にある労働者は接種が推奨されています。
　破傷風トキソイドは合計3回の接種を必要としますが、小児期に基礎免疫を終了している労働者には、1回のみ追加接種します。日本では1968年より三種混合ワクチンの定期接種が開始され、これ以降に生まれた者は基礎免疫が終了している可能性が高いのですが、母子手帳などで接種の有無を確認したほうが万全です。

⑤ 狂犬病ワクチン
　狂犬病は、ヒトを含め、ほとんどの哺乳類に対して致死性の脳炎を発生させる人獣共通感染症です。狂犬病の患者は、南アジアやアフリカなど途上国を中心に発生しており、その数は年間4万人前後と推定されています。
　こうした地域に滞在する者が、狂犬病を疑う動物に咬まれるケースは多く、その頻度は1か月間の滞在で渡航者の0.4％にのぼります。また、この疾患は発症すると致命率が100％に達するため、ワクチン接種による予防が特に重要です。
　狂犬病ワクチンの接種方法には、曝露前接種（動物咬傷を受ける前の接種）と曝露後接種（動物咬傷を受けた後の接種）があります。

- 曝露前接種：現地の流行状況や医療事情（曝露後接種が受けられる医療機関の有無）、生活環境（特に動物との接触頻度）により曝露前接種を検討します。年齢制限はありませんが、曝露前接種は主に1歳以降に接種します。日本の製品では、初回接種日を0日とし、4週、6〜12か月の計3回接種します。

- **曝露後接種**：曝露前接種を受けてない者が、狂犬病のリスクのある動物に咬傷を受けた場合、第1回目を0日として3日、7日、14日、30日、90日の計6回接種します。曝露前接種が完了している者が動物咬傷を受けた場合には、曝露後接種として0日、3日の計2回追加接種を行います。

　一方、WHOが推奨する接種スケジュールは、曝露前接種の場合も接種回数は3回ですが、0日、7日、21日あるいは28日の計3回筋肉注射します。曝露後接種の場合、0日、3日、7日、14日、28日の計5回を筋肉注射します。曝露前接種が完了している者が動物咬傷を受けた場合には、曝露後接種として0日、3日の計2回追加接種を行います。曝露状況に応じて、抗狂犬病免疫グロブリン(Human Rabies Immunoglobuli, HRIG) 20 IU/kgを受傷部位およびその周囲に注射する場合もあります。なお、わが国ではHRIGは製造・販売されていません。

⑥ 日本脳炎ワクチン

　日本脳炎は中国、東南アジア、南アジアで流行しており、年間4～5万人の患者が発生しています。その流行地域は郊外の農村地帯などに限定されており、一般の労働者にとっては感染リスクが比較的低い疾患です。このため日本脳炎ワクチンの接種は、流行地域へ渡航する労働者の中でも、長期滞在する労働者や農村などに立ち入る機会が多い労働者に推奨しています。

　わが国で市販されている日本脳炎ワクチンは3回接種する製剤ですが、成人は不顕性感染や過去のワクチン接種などで免疫を有している者が多く、1～2回の接種で中和抗体価の陽転を認めます。

⑦ ポリオワクチン

　ポリオの流行地域は年々縮小していますが、熱帯アフリカや南アジアでは未だに患者が発生しています。こうした地域に滞在し、現地の人々と密に接触する機会のある労働者には、ポリオワクチンの追加接種を推奨しています。

　特に海外では、経口生ワクチン(OPV)、不活化ワクチン(IPV)を問わず、ポリオワクチンは3回以上の接種が推奨されています。日本の定期接種は、長年OPVの2回接種でしたので、流行地へ渡航する労働者にはIPVの追加接種を勧めます。特に1975～77年に生まれた日本人は、ポリオ1型に対する抗体保有率が低いことが明らかとなっており、厚生労働省も追加接種を受けるよう勧告しています。

　日本では2012年秋から不活化ワクチンが販売されています。日本で成人に追加接種する際の回数は明らかになっていません。米国では基礎免疫が不完全な者に3回(2回目は1か月後、3回目は6か月～1年後)の接種を推奨しており、わが国でも成人には複数回の追加接種も一案です。

⑧ 髄膜炎菌ワクチン

　髄膜炎菌は、莢膜多糖体の抗原により13種類の血清型が確認されていますが、ほとんどの侵

襲性髄膜炎菌感染症が5つの血清群(A, B, C, Y, W-135)よっておきています。

　近年わが国では侵襲性髄膜炎菌感染症の流行はみられていませんが、髄膜炎ベルトを含めた西アフリカなどで毎年乾期に大流行がおこります。また先進国でも流行が散発的に発生することがあります。このため、髄膜炎菌の流行地域へ渡航する者、高度に密集した環境に滞在する者(寮に住む大学生)などに、髄膜炎菌ワクチンの接種を推奨します。また、イスラム教の巡礼を発端とする国際的な伝播も報告されており、サウジアラビアのメッカに巡礼をする者にも接種が義務付けられています。

　さらに、米国の予防接種スケジュールでは、髄膜炎菌ワクチンを11〜12歳のときに初回接種、16歳のときに追加接種することが推奨されており、米国に留学するときなどに髄膜炎菌ワクチンの接種を要求されることもあります。

　日本では、2014年7月にA群、C群、Y群、W-135群の抗原を含んだ4価結合型ワクチンが承認されました。接種回数は1回で筋肉注射します。

⑨ 腸チフスワクチン（日本では未承認）

　腸チフスは、チフス菌(Salmonella enterica serotype Typhi)の感染によっておこる疾患です。感染経路はチフス菌に汚染された飲食物の経口感染です。途上国、特にアフリカやインドを含めた南アジアなど腸チフスの高度流行地域に滞在する労働者には、腸チフスワクチンの接種を推奨します。腸チフスは途上国を中心に年間2,000万人以上の患者が発生しており、特に南アジアで流行しています。日本でも毎年50例前後の輸入患者が確認されており、その大多数は南アジアでの感染例です。こうした状況から欧米諸国では、南アジアなど途上国に滞在する渡航者にワクチンの接種を推奨しています。滞在期間は短期、長期を問わず、推奨されています。

　腸チフスワクチンには注射用多糖体抗原ワクチンと経口生ワクチンがあり、いずれも有効性は70％前後で、効果も約3年間持続します。多糖体抗原ワクチンはわが国でも臨床研究が行われており、1回の接種で97％の接種者に有意な抗体価上昇を認め、有害事象も軽微なものでした。なお、多糖体抗原ワクチンは主に2歳以上に使用されています。

⑩ コレラワクチン（日本では未承認）

　現在、コレラワクチンの接種を入国に際して義務づけている国はありません。コレラ流行地域へ長期滞在する労働者にはコレラワクチンの接種を検討します。特に、胃切除後や制酸剤治療を受けている者はコレラの症状が重症になりやすいため接種を推奨します。

　海外で流通しているコレラワクチンは、不活化したコレラ菌O1に、免疫原性をもつコレラ毒素のB subunitを添加した経口不活化ワクチンです。本ワクチンは、毒素原性大腸菌(ETEC)に対する予防効果もある程度認められており、旅行者下痢症の予防にも一定の効果が報告されています。

⑪ **ダニ媒介性脳炎（日本では未承認）**

　ダニ媒介性脳炎は、フラビウイルスによる人畜共通感染症です。ダニ媒介性脳炎は、ロシア春夏脳炎と中央ヨーロッパダニ媒介性脳炎の2つの病型が知られています。ロシア春夏脳炎は、シベリア地域と極東地域で流行し、シュルツェマダニ（Ixodes persulcatus）により媒介されます。また中央ヨーロッパダニ媒介性脳炎は、ヨーロッパで流行し、リシナスマダニ（Ixodes ricinus）により主に媒介されます。その他、感染した山羊・羊・乳牛の未殺菌ミルク及びその加工乳製品からの経口感染も報告されています。

　流行地域に渡航する労働者、特に流行地域で農作業や森林事業に従事する労働者、郊外や森林でハイキングやキャンプをする労働者、アウトドアスポーツをする者などには、ダニ媒介性ワクチンの接種を検討します。

ワン・ポイント

☑ 海外勤務者に帯同する小児への予防接種

　海外渡航する小児への予防接種として、まずはルーチンワクチンが重要です。ルーチンワクチンは日本の予防接種スケジュールに相当し、年齢・月齢相応の定期接種を実施します。なお、日本では任意接種であるムンプスなども年齢・月齢相応に接種しておくことが望ましいです。さらに、渡航国や地域、渡航目的に応じてトラベラーズワクチンを選択します。

　海外赴任などに帯同するため、定期接種の途中で海外に長期滞在しなければならない場合には、定期接種をどのように継続するかが問題になりますが、一般的には、滞在している国でその国の予防接種スケジュールに従って接種を年齢・月齢相応に受けるようにします。また、海外で定期接種を続けるためには、今までの接種記録を英訳して持参させることが必要です。

　トラベラーズワクチンの接種は、成人での選択方法に準拠しますが、小児でのリスクを勘案し優先順位を決めます。トラベラーズワクチンの小児における留意点を表4にまとめました。

表4 トラベラーズワクチンの小児への留意点

	主な接種対象	備考
黄　熱	アフリカ，南米へ渡航する小児	生後9か月以上の小児 ※生後6か月未満の小児は副反応のリスクが高い
A型肝炎	途上国に渡航する小児	主に1歳以上の小児に推奨する
狂犬病	〈曝露前接種の対象〉 高度流行国や咬傷後の迅速な処置が困難な地域に渡航する小児 〈曝露後接種の対象〉 狂犬病のリスクがある国・地域で哺乳動物に咬傷された小児	曝露前接種は、ライフスタイルを考慮する 主に1歳以上の小児に推奨 渡航前に曝露後接種も説明しておく
日本脳炎	アジアへ渡航する小児	日本の定期予防接種でもある 生後6か月から接種が可能である
髄膜炎菌	アフリカ髄膜炎ベルトへ渡航する小児 欧米諸国へ留学する学生	日本の臨床試験は2-55歳に実施された
腸チフス	アフリカ，南アジアへ渡航する小児	日本では未承認である

もっと知りたい！

- International Travel and Health：WHO
- Health information for International Travel：CDC
- トラベルクリニック—海外渡航者の診療指針（医学書院）
- 世界の医療事情　外務省　http://www.mofa.go.jp/mofaj/toko/medi/
- 厚生労働省検疫所（FORTH）　http://www.forth.go.jp/

（福島　慎二）

How to 産業保健 ⑩
職場における感染症対策

2016年9月20日 初版発行　　　　　　定価（本体1,800円+税）

編 著 者　　濱田　篤郎
編集発行人　　及川　桂
発 行 所　　公益財団法人 産業医学振興財団
　　　　　　〒101-0048　東京都千代田区神田司町2-2-11新倉ビル3階
　　　　　　TEL 03-3525-8291　FAX 03-5209-1020
　　　　　　URL http://www.zsisz.or.jp
印 刷 所　　株式会社 サンワ
デ ザ イ ン　　grab　等々力 嘉彦

ISBN978-4-915947-64-3　C2047　¥1800E
©Atsuo Hamada,2016　落丁・乱丁はお取り替え致します。

本書の全部または一部の複写・複製および磁気または光記録媒体への入力等を禁ず。

《産業医学振興財団》シリーズ How to 産業保健

No.1
製造工場の現場写真とともに職場巡視のノウハウを凝縮

まるわかり職場巡視【工場編】
古河電気工業株式会社・統括産業医　加部 勇 著
B5判／84ページ／本文2色刷　定価（税込）1,646円（送料350円）

＊準備段階から巡視の実施,事後措置まで主要5作業（現場）に即し順を追って解説！
＊チェックリストも含む30余の図表と,約90点に及ぶ貴重な現場写真による立体解説！

No.2
図表＆簡潔な説明文で基準法の基本事項を完全解説

必携! 産業保健スタッフが知っておきたい労働基準法
元労働基準監督官　扇 義人 著
B5判／106ページ／本文2色刷　定価（税込）1,646円（送料350円）

＊労働時間管理,就業規則,女性・妊産婦の就業ほか,必須事項を網羅！
＊重要ポイントを22点の図と57点の表で視覚的に整理・解説！

No.3
「手引き」を軸に実際に現場でどのように進めるかを徹底解説

メンタルヘルス どう進める? 職場復帰支援の実務
産業医科大学教授　廣 尚典 著
B5判／112ページ／本文2色刷　定価（税込）1,646円（送料350円）

＊背景となる復職支援をめぐる現状・実態を丁寧に掘り下げる！
＊復職判定の実際や,主治医・人事・家族等との連携など,具体的ノウハウを満載！

No.4
すぐに役立つ16の委員会再現事例を収録

生きた安全衛生委員会の運営のために [増補版]
産業医科大学 産業保健管理学 産業衛生准教授　加藤 憲忠 著
B5判／103ページ／本文2色刷　定価（税込）1,944円（送料350円）

＊何をどう進めれば充実した安全衛生委員会となるのか？
＊安全衛生委員会の基本事項とともに,具体的な16の再現事例により平易に解説！

No.5
5つの事務職場を取り上げ写真とともに模擬巡視

まるわかり職場巡視【事務所編】
労働衛生コンサルタント事務所オークス・所長　竹田 透 著
B5判／94ページ／本文2色刷　定価（税込）1,646円（送料350円）

＊事務所則等の法令に基づく事務所巡視の基本的な流れとポイントを整理・解説！
＊実際の5つの事務作業現場を取り上げ,写真とともに巡視を再現！

No.6
事業者、管理監督者、産業保健スタッフのためのリスクマネジメントとして

安全配慮義務 ―過労死・メンタルヘルス不調を中心に― [増補版]
大阪ガス株式会社 人事部 大阪ガスグループ健康開発センター 統括産業医　岡田 邦夫 著
B5判／126ページ／本文2色刷　定価（税込）1,944円（送料350円）

＊安全配慮義務の判例法理など基本事項を分かりやすく解説！
＊判例を読み解く中から得られる現場での留意点を,約50の判例から丁寧に解説！

No.7
事業場の取り組み状況に応じたメンタルヘルス対策の実践法を指南

メンタルヘルス対策のすすめ方 ―ステージ別実践法―
福岡産業保健推進センター　藤代 一也 著
B5判／132ページ／本文2色刷　定価（税込）1,646円（送料350円）

＊未対策の段階からCSRも視野に収めた段階まで,メンタルヘルス問題への取り組み状況を5つに類型,各段階に応じた対策のノウハウを解説！

No.8
技法の基本的理解から研修の企画・実施・フォローアップまで

メンタルヘルス セルフケアの技法と研修の実務
ソニー株式会社人事部門産業保健部臨床心理士　島津 美由紀／産業医科大学産業生態科学研究所精神保健学助教　真船 浩介 著
B5判／90ページ／本文2色刷　定価（税込）1,646円（送料350円）

＊エビデンスに基づくセルフケアの技法をわかりやすく解説！
＊セルフケア研修の企画から実施,フォローアップまでを事例で解説！

No.9
現場目線の実践的過重労働対策Q&A集

過重労働対策・面接指導のQ&A100 [増補改訂版]
産業医科大学産業生態科学研究所産業保健管理学教授　堀江 正知 編著
B5判／128ページ／本文2色刷　定価（税込）1,944円（送料350円）

＊過重労働の医学的基礎から面接指導制度の実際,労働時間管理のポイントまで！
＊増補改訂により,過重労働をめぐる新たな動きと最新の研究動向に関する設問10題を収録！